二十四节气导引祛病图诀

张明亮　编著

李云宁　代金刚
王颖辉　陈惠娟　潘斌涛　协助整理

田文彬　白呼格吉乐图　绘图

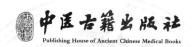

中医古籍出版社
Publishing House of Ancient Chinese Medical Books

图书在版编目（CIP）数据

二十四节气导引祛病图诀 / 张明亮编著 . -- 北京：
中医古籍出版社，2020.12

ISBN 978-7-5152-2185-4

Ⅰ . ①二… Ⅱ . ①张… Ⅲ . ①二十四节气—关系—养
生（中医） Ⅳ . ① R212

中国版本图书馆 CIP 数据核字（2020）第 237408 号

二十四节气导引祛病图诀

张明亮 编著

策划编辑	姚　强	
责任编辑	李　炎	
封面设计	杨飞羊	
出版发行	中医古籍出版社	
社　　址	北京市东城区东直门内南小街 16 号（100700）	
电　　话	010-64089446（总编室）010-64002949（发行部）	
网　　址	www.zhongyiguji.com.cn	
印　　刷	廊坊市靓彩印刷有限公司	
开　　本	787mm×1092mm　1/16	
印　　张	23	
字　　数	364 千字	
版　　次	2020 年 12 月第 1 版　2020 年 12 月第 1 次印刷	
书　　号	ISBN 978-7-5152-2185-4	
定　　价	98.00 元	

早在 2014 年《二十四节气导引养生法——中医的时间智慧》（以下简称为《二十四节气导引养生法》）一书由人民卫生出版社出版发行后，我就开始着手《二十四节气导引祛病图诀》这本书的整理和编写工作了。只是由于自己一直忙于去各地讲学、教功，再加上每天"铁定"的练功与学习，所剩时间已经寥寥无几了，以致这本书拖拖拉拉、断断续续到今天才完稿，这也要感谢编辑以及热心读者、学生们的督促与帮助。

《二十四节气导引养生法》详述了二十四节气导引法的具体操作方法与要领，而《二十四节气导引祛病图诀》则着重介绍二十四节气导引法的文脉与法脉的传承、导引口诀图谱的释义，以及导引的功理功用、临床运用的导引祛病处方等，其中很多内容尚属首次公开。《二十四节气导引养生法》与《二十四节气导引祛病图诀》两本书可谓一体一用、相得益彰，读者须参阅共研、互为印证，再加上亲身实践与体悟，方可渐臻佳境而得其妙用。

《二十四节气导引祛病图诀》共分为九篇。

一、**释名篇** 开门见山、简明扼要地介绍了什么是二十四节气？什么是导引？什么是二十四节气导引法？

二、**源流篇** 重点介绍了二十四节气导引法的学术源流与历代文献传承的脉络。本书所教授的这套二十四节气导引法，不仅在历代文献中有着明确的记载，而且有着数代人亲身实践的体验与法脉传承，这是其最为难能可贵之处。

三、传承篇　重点介绍了数位二十四节气导引法代表性传承人的概况。其中有被誉为"儒师道祖""睡仙"的陈抟（陈希夷），有近代著名的峨眉派传人、丹医大师周潜川先生，有隐世大儒、勤修实证的徐一贯先生，也有中医世家、医道兼修的名老中医杨凯先生、李国章先生等。

四、基础篇　介绍二十四节气导引法的入门基础，包括导引总诀、宜忌、法诀、要诀、前行、后行、辅行等。需明知二十四节气导引法不仅仅是一套防病祛病、健身养生的导引术，更是一项全方位、多角度的系统修炼健康工程。从总诀、宜忌、法诀、要诀以及经穴按跷、元气保生、起居养生、食饵养生、丹药养生等辅行法诀，到功前、功后的导引练习，可谓事无巨细、一应俱全。

五、特点篇　介绍了二十四节气导引法的四大特点。本套导引法集峨眉、青城、华山三派传承为一体，融体育与医学、时间与空间以及治病与养生为一炉。

六、功用篇　简要介绍了长期修炼二十四节气导引法的主要功用，如伸筋拔骨、吐故纳新、静心安神、舒筋活络，以及疏肝、补肾、益肺、健脾、养心等。

七、法诀篇　分为述义、口诀、导引、学修及主治一览表四个部分，重点介绍每个节气导引术的口诀及具体操作方法。关于二十四节气导引法的具体操作方法，需与《二十四节气导引养生法》一书相互参阅研习。

八、图谱篇　分为图谱原文、白话语译、重点词解、经脉循行与主要病症。重点介绍二十四节气导引法的古代文献与图谱，主要以《万寿仙书抄本》为基础，同时参考了《保生心鉴》

《遵生八笺》等相关资料，更结合了历代老师们的传承以及我多年的亲身实践与体会，使这一"晦光于世久矣"的"法宝"得以再现。

八、祛病篇　主要从临床应用的角度，着重介绍了十六种中西医常见病症，不仅进行了中医证候、西医机理的简要阐述，更开出了相应的以二十四节气导引法为主的导引疗法"运动处方"，这既是对《二十四节气导引养生法》一书的升级与应用，更是《二十四节气导引祛病图诀》这本书的目的与意义。

本书的整理与编写工作断断续续达数年之久，其间得到很多人的支持与帮助，北京体育大学杨玉冰副教授、武汉体育学院项汉平副教授、浙江丽水学院晁胜杰博士、山西文瀛书院卫方正院长等老师对于二十四节气导引法古代文献的考证、梳理以及注释、语译等工作给予了我很大的帮助，中国中医科学院副研究员代金刚、黄亭中医导引国际联合总会学术委员李云宁（香港）、北京王府中西医结合医院王颖辉副主任医师三位中医博士，以及江苏的陈惠娟老师、山西的潘斌涛先生全程参与了本书的整理工作，天津的田文彬先生和内蒙古的白呼格吉乐图先生更为本书绘制了大量的插图，对他们为本书付出的辛勤劳动，在此表示由衷的感谢！此外，本书的顺利出版，还得到了学生张国凡、林霖心、冯尚华、秦世文、王波以及郝鹰、娜仁图雅、王友枝、李晋宏、刘永红等的大力支持，在此一并致谢！

丹医子　张明亮
2020 年 3 月 6 日庚子惊蛰于龙城法济堂

目 录

传承篇

基础篇

特点篇

功用篇

法诀篇

图谱篇

祛病篇

释名篇

一、二十四节气——中国的"第五大发明"

简单地说，节气就是气候变化的时间点。二十四节气就是按照气候的变化，把一年的时间平均分为二十四个节点，所以称为二十四节气。二十四节气形成于中国的黄河流域，流传至今已经有两千多年的历史。它是古人在长期的劳动和生产实践过程中，通过观察太阳周年运动以及该地区天象、气温、降水和物候等的时序变化的规律，经过不断总结、完善而形成的知识体系和社会实践。

二十四节气，作为农耕社会生产、生活的时间指南，逐渐为全国各地所采用，并为多民族所共享。作为中国人特有的时间知识体系，一直以来影响着人们的衣、食、住、行，且与人们的生活息息相关；同时也影响着人们的思维方式和行为准则，是中华民族文化认同的重要载体。二十四节气，鲜明地体现了中国人尊重自然、顺应自然规律和适应可持续发展的理念，彰显出中国人对宇宙和自然界认知的独特性及其实践活动的丰富性，以及与自然和谐相处的智慧和创造力，是人类文化多样性的生动见证。"二十四节气——中国人通过观察太阳周年运动而形成的时间知识体系及其实践"于 2016 年 11 月 30 日被正式列入联合国教科文组织人类非物质文化遗产代表作名录，更被国际气象界誉为中国的"第五大发明"。

二十四节气是根据太阳在黄道（即地球绕太阳公转的轨道）上的位置进行划分，把一年划分为 24 个相等的时间段，也就是把黄道分成 24 等份，其中每一等份为一个节气。太阳从黄经 0° 起（即春分点，此刻太阳垂直照射赤道），沿黄经每向前运行 1° 为一天，每运行 15° 所经历的时日（15 天）称为一个"节气"，每运行一周合 360°，共 24 个节气为一年。

二十四节气各有专门的名称，主要是根据当令时节气候、物候变化等而命名的，为：

> 春季：立春、雨水、惊蛰、春分、清明、谷雨；
> 夏季：立夏、小满、芒种、夏至、小暑、大暑；
> 秋季：立秋、处暑、白露、秋分、寒露、霜降；
> 冬季：立冬、小雪、大雪、冬至、小寒、大寒。

每个节气又细分为初候、二候、三候，每 5 天为一"候"；而每 6 个节气合称为一"时"（季节）；每四时（四季，即春、夏、秋、冬）合称为一"岁"（即年），故一年分为四季、二十四节气、七十二候。

附：二十四节气七十二候一览表

二十四节气七十二候一览表

序号	节气	月份	三候	季节
1	立春	2 月	初候，东风解冻；二候，蛰虫始震；三候，鱼陟负冰	春
2	雨水		初候，獭祭鱼；二候，候雁北；三候，草木萌动	
3	惊蛰	3 月	初候，桃始华；二候，仓庚鸣；三候，鹰化为鸠	
4	春分		初候，玄鸟至；二候，雷乃发声；三候，始电	
5	清明	4 月	初候，桐始华；二候，田鼠化鴽；三候，虹始现	
6	谷雨		初候，萍始生；二候，鸣鸠拂羽；三候，戴胜降于桑	
7	立夏	5 月	初候，蝼蝈鸣；二候，蚯蚓出；三候，王瓜生	夏
8	小满		初候，苦菜秀；二候，靡草死；三候，麦秋至	
9	芒种	6 月	初候，螳螂生；二候，鹍始鸣；三候，反舌无声	
10	夏至		初候，鹿角解；二候，蜩始鸣；三候，半夏生	
11	小暑	7 月	初候，温风至；二候，蟋蟀居壁；三候，鹰始鸷	
12	大暑		初候，腐草为萤；二候，土润溽暑；三候，大雨时行	
13	立秋	8 月	初候，凉风至；二候，白露降；三候，寒蝉鸣	秋
14	处暑		初候，鹰乃祭鸟；二候，天地始肃；三候，禾乃登	
15	白露	9 月	初候，鸿雁来；二候，玄鸟归；三候，群鸟养羞	
16	秋分		初候，雷始收声；二候，蛰虫坏户；三候，水始涸	
17	寒露	10 月	初候，鸿雁来宾；二候，雀入大水为蛤；三候，菊有黄华	
18	霜降		初候，豺乃祭兽；二候，草木黄落；三候，蛰虫咸俯	
19	立冬	11 月	初候，水始冰；二候，地始冻；三候，雉入大水为蜃	冬
20	小雪		初候，虹藏不见；二候，天气上升；三候，闭塞成冬	
21	大雪	12 月	初候，鹖鴠不鸣；二候，虎始交；三候，荔挺出	
22	冬至		初候，蚯蚓结；二候，麋角解；三候，水泉动	
23	小寒	1 月	初候，雁北乡；二候，鹊始巢；三候，雉始雊	
24	大寒		初候，鸡始乳；二候，征鸟厉疾；三候，水泽腹坚	

在二十四节气当中，立春、立夏、立秋、立冬分别标志着春、夏、秋、冬四季的开始。春分、秋分是一年当中昼夜平均、阴阳最为平衡的两个节气。夏至，日照时间最长、阳气最旺；冬至，日照时间最短、阴气最旺，是一年当中阴阳最不平衡的两个节气。这八个节气是一年四季"四时"气候变更最重要、最具有代表性的节气，古人将其合称为"四时八节"。其他节气，有的是反映温度变化的，如：小暑、大暑、处暑与小寒、大寒等；有的是反映物候现象的，如：惊蛰、清明、小满、芒种等；有的又与水有着密切的关系，如：雨水、谷雨、白露、寒露、霜降、小雪、大雪等。

二十四节气整体而全面地反映了天地自然中气候、季节与万物之间密不可分的关系，说明了万物与天地为一体的客观事实。它是古人留给我们的宝贵文化遗产，是人类文明智慧的结晶，千百年来一直影响并指导着国人生产、生活的方方面面。

二、导引——中医的运动疗法与自愈疗法

导引，对于大部分人来说，是个比较陌生的词语，甚至毫无头绪、不知所云，但导引作为一种古老的运动疗法、自愈疗法，在中国已经有两千多年的历史。导引，古代也称为"道引"。导，有指明方向和遵循规矩、法度的意思；引，有延长、伸展的含义。导引，就是通过肢体伸展、拉伸等运动，起到引导、调控体内气血运行的作用，以维护气血合理、顺畅的运行，并使体内气血紊乱的状况得以修复，从而达到养生、治病及延缓衰老的目的，是中国传统医学（自然的身心医学）与古老体育（朴素的身体教育）的结晶。

"导引"一词，目前已知的最早文献记载是《庄子·刻意》中"吹呴呼吸，吐故纳新，熊经鸟申，为寿而已矣；此道引之士，养形之人，彭祖寿考者之所好也"，说明当时已经有不少人把导引作为养生保健、延年益寿的一种主要方法。而在《黄帝内经》中则更把导引作为一种重要的治疗手段，与砭石、针刺、按摩、药物、艾灸等疗法相提并论。如《素问·血气形志》说"形乐志苦，病生于脉，治之以灸刺。形乐志乐，病生于肉，治之以针石。形苦志乐，病生于筋，治之以熨引。形苦志苦，病生于咽

嗌，治之以百药。形数惊恐，经络不通，病生于不仁，治之以按摩醪药"，其中，熨引的引即为导引。之后历代医家、养生家以及儒、释、道各家，均从各自不同的角度对导引进行了大量的研究、运用和发展，相关文献及内容极其丰富。

1973 年湖南长沙马王堆三号汉墓出土的汉代帛画《导引图》和 1984 年湖北江陵张家山出土的汉代导引专著《引书》，均为汉初时期作品，且一图一文，可以相互参校与印证，生动地展现了两千多年前导引术的辉煌成就，更为当今导引术的研究提供了珍贵的实物资料。

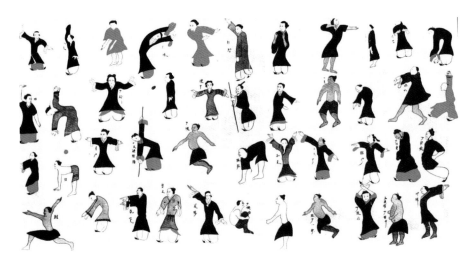

1973 年，湖南长沙马王堆三号汉墓出土的帛画《导引图》距今已经有两千多年的历史。图中有 44 个人物在练习导引，其中有老有少，有男有女，有的穿衣，有的裸背，有的赤手，有的操械，形态逼真，神态各异。

成书于隋朝大业六年（610 年）的《诸病源候论》一书，是我国现存第一部病因、病候、诊断学专著，全书共 50 卷，分为 67 门，包括内、外、妇、儿、五官、骨伤等各科病证，列述诸病病源、证候计 1720 论，被誉为中医"七经"之一，成为后世学习中医的一部重要经典。更为神奇的是，全书竟然未载一方一药，而是在很多证候之后专门列出了相应的补养宣导之法，使辨证练功、导引治病成为中医治疗疾病的一种专门技术和方法。

导引的具体内容，可以从狭义和广义两个角度去理解。从狭义的角度，导引是身体的"屈伸之法"，也就是以伸展、屈曲为核心的肢体运动方法，即通过系统的、特定的肢体动作来调节和控制体内气血的运行。从广义的角度，除了肢体运动，导引也包含了呼吸吐纳和存思观想，分别是对气和精神意念的训练，广义导引即对这三个方面的综合锻炼和应用。另外，按跷（包括自我按跷及替他人按跷）也属于广义导引的内容。虽然我们说导引是传统中医的运动疗法，但这只是从狭义的角度去理解，广义导引远不止于此。

中医的核心理论有精气神学说，认为精气神是人体生命的三大基础，紧密相连，缺一不可。简单来说，精指的是人体的各种物质基础，也可以理解为人有形的、形体的部分；气则是一个很大的概念，包括了呼吸的气息，也可以理解为身体各部分，包括脏腑经络的功能状态；而神则是指人的思想、意识等所有精神活动。导引中的肢体活动与人的形体（精）对应，呼吸吐纳与气对应，而存思观想与神对应，三方面的结合练习和应用正是对人体精气神三个方面同时进行锻炼，所以导引不仅是作用于形体的运动方法，更是对人生命状态的整体训练和调整，并借此去激发、加强人体的自我平衡和自我疗愈能力来防治疾病。

导引不只有方法和技巧，也有精深的理论，除了中医原有的气一元论、阴阳、脏腑、经络等学说外，也有属于导引疗法的特有理论，其中很多源于道家及佛家。这些理论基础使导引无论是在理念上，还是在具体操作方式和应用方法上都与其他运动方式或运动疗法有很大差异。

作为一种简便的治疗和养生方法，导引在古代中国曾经很普及，但自宋朝开始，由于社会思潮的变化而逐渐被医家所忽视，研究及应用者渐少，并令人觉得难以理解，甚至产生误会，严重阻碍了导引疗法的应用和发展。随着近年传统中医越来越受关注，很多中医的理论及方法，其中也包括导引，又再次进入人们的视野。

三、二十四节气导引法——走上"天人合一"之路

二十四节气导引法，就是在一年二十四个节气期间，根据节气的变化与人体气血运行的规律，采用导引、吐纳、存想、按跷以及特定的时辰、方向等进行锻炼的一套独具特色的祛病养生法。每个节气对应一组动作，

二十四组动作各有专门的名称、歌诀，可以习之，可以诵之，雅俗共赏，老少皆宜。

附：二十四节气导引法术式一览表

二十四节气导引法术式一览表

春		夏	
立春	叠掌按髀式	立夏	足运太极式
雨水	昂头望月式	小满	单臂托举式
惊蛰	握固炼气式	芒种	掌托天门式
春分	排山推掌式	夏至	手足争力式
清明	开弓射箭式	小暑	翘足舒筋式
谷雨	托掌须弥式	大暑	踞地虎视式
秋		冬	
立秋	缩身拱背式	立冬	挽肘侧推式
处暑	反捶背脊式	小雪	蛇行蛹动式
白露	正身旋脊式	大雪	活步通臂式
秋分	掩耳侧倾式	冬至	升嘶降嘿式
寒露	托掌观天式	小寒	只手擎天式
霜降	两手攀足式	大寒	单腿地支式

二十四节气导引法，是把人体经络的气血运行规律与大自然气候往复变化的规律结合在一起，是把导引练功与时间、治病结合在一起，是把身、心、境结合在一起，是把形体导引、呼吸吐纳、存思观想结合在一起，是把柔筋健骨、强壮脏腑、调畅气血、炼气修脉结合在一起，是把天人合一、四季养生、十二月养生、二十四节气养生、十二时辰养生以及经络养生、气脉内景等的理论和方法完美地融为一体，讲求"按时行功，分经治病；身心行境，天人相应"。二十四节气导引法是一种典型的人身小宇宙与天地大宇宙同参共修的方法，既可以养生保健、对症治病，又可以悟道修真、修身养性，对于提高人体免疫及自愈系统的能力，促进身与

心、人与人、人与社会、人与自然之间的适应与协调能力，拓展人体各种潜在的能力，都具有确实有效的作用。同时，它也是实践天人相应、天人合一、子午流注、经络藏象以及古天文学、古气象学、古农学等传统文化的一种具体方法。

二十四节气导引法，又称太清二十四气水火聚散图、陈希夷二十四气坐功图势、四时坐功祛病图诀、二十四气修真图、祛病延年功、二十四节气导引养生法、二十四节气导引祛病图等，相传为北宋的陈抟（陈希夷）所创，至今已经有一千多年的历史。但由于过去只在少数人中秘密传承，历代文献如《保生心鉴》《万寿仙书》《万育仙书》《遵生八笺》及《四库全书》《中外卫生要旨》等虽有记载，但每个节气只有一张图谱，文字记述简略且晦涩难懂，学习难度很大，若无师传很难得其精要，渐渐地，能够实际演练二十四节气导引法并能够运用自如的人已很难得见了。

为了使这门尘封已久的养生术与传统文化技艺得到很好的传承并造福大众，笔者作为二十四节气导引法传承人，在徐一贯、杨凯、李国章等数位老师的指导下，携我的学术团队，从 2010 年 3 月开始对二十四节气导引法进行了再次深入系统的研究、整理与实践，并陆续开始在全国各地以及日本、瑞士、法国、希腊等国家公开传授。

二十四节气导引法一经传出，即受到业内人士的喜爱及众多媒体的关注。《中国商界》《中国保健营养》《中国中医药报》《家庭中医药》《生命时报》《大众医学》《北京晨报》、《CHINEPLUS》（法国）以及中央电视台《健康之路》《中华医药》等都对二十四节气导引法进行了系列宣传与报道。中央电视台不仅在《健康之路》中陆续播出二十四节气养生系列节目，同时还以二十四节气导引法为主题拍摄了《四季中国》宣传片，并在CCTV-4（亚洲、欧洲、美洲）等国际频道重复播出，使全球亿万观众领略到了二十四节气导引法的精妙。

根据师传及相关文献的记载，我们在多年勤修实证及广泛教学的基础上整理编写的《二十四节气导引养生法——中医的时间智慧》一书于2014 年 4 月由人民卫生出版社出版发行，第一次将二十四节气导引法全面、系统地向大众公开。2015 年 12 月，该书荣获国家新闻出版广电总局"首届向全国推荐中华优秀传统文化普及图书"奖；2017 年 6 月，该书更升级为大开本、大字体、彩色视频版出版发行；2018年，在该书的基础上我们又精编出版了《图说二十四节气导引养生法》一书。

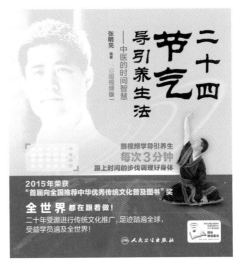

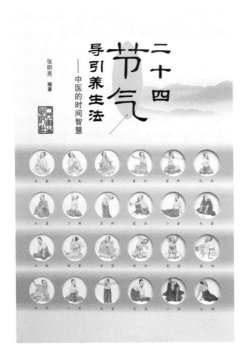

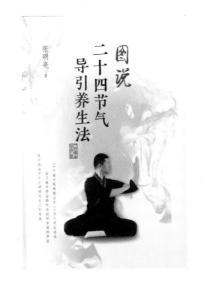

源流篇

一、二十四节气导引法之初现——《保生心鉴》

关于二十四节气导引法完整的记载，目前能够看到的最早文献是署名为铁峰居士的《保生心鉴》，该书刊行于明武宗正德元年，即 1506 年。

铁峰居士，明代南沙（今江苏常熟）人，具体生平不详。根据其在序言中所说，《保生心鉴》是在《圣贤保修通鉴》一书的基础上，"参诸月令"之顺序，"搜古医经"如《素问》《灵枢》《运气论奥》及《救命索》《乐道山居录》《心印绀珠》《十四经发挥》等"反复研究、正讹补略"，"并采活人心八法，命善图者缮形摹写"编撰而成。据明万历二十年（1592 年）虎林胡氏文会堂刊本《寿养丛书》第十四集收录之《保生心鉴》，摘录其目录如下：

保生心鉴序	修真要诀	引用诸家书目	五运六气枢要之图
六十年纪运图	四时气候之图	交六气时日图	五天气图
主气之图	客气之图	脏腑配经络图	经络配四时图
太上养生要诀	太清二十四气水火聚散图		附录活人心八法图像

由以上目录约略可知其大体内容，前面讲述修真养生、导引练功的要诀与理论基础，包括五运六气、脏腑经络及经络四时的配属关系等，后面着重讲授"太清二十四气水火聚散图"即二十四节气导引法。书中依据节气月令的顺序，对每个节气的五运六气、气候变化、脏腑经络配属及导引练功的方法、时辰、功用、主治等都做了精要的论述，并逐一配制了精美的绘图，共计 24 幅，成为"二十四节气导引法"文献之典范，后世有关二十四节气导引法之论著，皆未脱其窠臼。

附:《太清二十四气水火聚散图序》

现将《太清二十四气水火聚散图序》摘录并做浅注如下:

《太清二十四气水火聚散图序》浅注

明·铁峰居士　著

张明亮　浅注

何谓太清二十四气水火聚散图?

清,与浊相对,有净、静等的意思;太清,就是极其清净、寂静的意思,引申为"天道""自然""无为之始""元气之清者也"等意(见《庄子》成玄英、高诱等注)。

二十四气,就是二十四节气。

水火,在这里借指阴阳、气血、心肾等。聚散,有开合、升降、通塞等的意思。图,就是图说、方法的意思。

太清二十四气水火聚散图,就是二十四节气导引法,是通过肢体屈伸、呼吸吐纳、存思观想等一系列导引方法,促进体内气血流动以及经

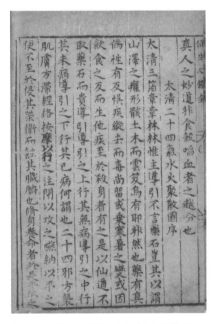

《保生心鉴·太清二十四气水火聚散图序》书影

络、脏腑等功能的自我调控能力,进而与自然界二十四节气的阴阳变化相应,达到清静无为、天人合一的境界,则祛病、养生、健康、延年自是水到而渠成。

【原文】

太清三箓[1],章章林林,惟主导引,不言药石。岂其以谓山泽之癯[2],形骸土木而云笈[3]乌有耶? 非然也!

药有真伪,性有反误。疾纵去而毒尚留,或乘寒暑之变、或因饮食之

反而生他疾，至于杀身者有之，是以仙道不取药石而贵导引。

导引之上，行其无病；导引之中，行其未病；导引之下，行其已病。何谓也？

二十四邪方袭肌肤、方滞经络，按摩以行之，注闭以攻之，咽纳以平之，使不至于侵其荣卫而蚀其脏腑也。修身养命者，于是乎取之。

【语译】

道家的典籍，林林总总，但大多主要讲述导引的方法，而不太讲述药物的运用。难道是那些隐居山林、不加任何修饰而忠于自然之人在著作中没有写？当然不是！

因为药品有真有假，药性有相反及误用，所以即使治好了疾病，体内也留下了药物的毒性，这些毒性可能会趁着寒暑季节交替之际或是遇到性质相反的食物而诱发其他疾病，甚至危及生命也是有可能的。所以修仙、修道者不用药物而看重导引的作用。

导引的较高层次是在无病状态下起作用，导引的中等层次是在未发生疾病之前起作用，导引的低层次是在生病的时候起作用。为什么这么说呢？

在二十四节气季节交替之时，若有邪气刚刚侵袭体表、刚刚阻滞经络，我们就用导引按摩的方法疏散通行邪气，用集中注意力和闭气的方法攻伐邪气，用咽津、吐纳的方法平和邪气，使邪气不至于侵入机体而伤及营卫和脏腑。修身养命的人，于是都采取导引这种方法。

【注释】

1. 箔（bó）：竹帘子；养蚕的器具，多用竹制成；金属制成的薄片。箔片一片通常为纯金属的薄片（如银或金箔），这里借指道家的经典。

2. 癯：通"臞"，两者皆音 qú，少肉也。从肉，瞿声。《汉书·司马相如传》："列仙之儒居山泽间，形容甚癯"。

3. 云笈：道教称书箱为"云笈"，借指书籍。道家典籍分为"三洞四辅"（三洞：洞真、洞玄、洞神，四辅：太玄、太平、太清、正一）共七部，北宋张君房从道家经典中各取其要而编辑成书，故名曰《云笈七签》，盖为掇取道家七部经典精要之意。

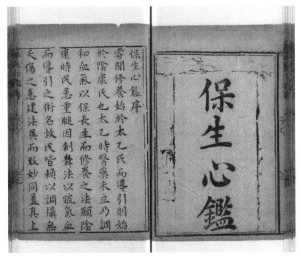

《保生心鉴》书影

二、二十四节气导引法首次被冠以"陈希夷"之名
——《遵生八笺》

　　相传，二十四节气导引法为北宋著名的道教养生家陈抟（陈希夷）所创。但据目前文献考证，二十四节气导引法被冠以"陈希夷"之名，始见于明代高濂的《遵生八笺》。

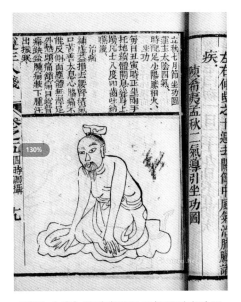

《遵生八笺》陈希夷孟秋二气导引坐功图

　　高濂，字深甫，号瑞南道人，浙江钱塘（今杭州）人，明代著名戏曲家，通医理，兴趣广泛，对诗文、琴棋书画、茶、香、花等皆喜，且藏书甚丰。《遵生八笺》正是他博览群书、汇聚经典编纂而成。根据该书序言中所说，《遵生八笺》成书于万历辛卯年，也就是万历十九年（1591年）。

　　《遵生八笺》按内容分为八笺，计有：清修妙论笺、四时调摄笺、起居安乐笺、延年祛病笺、饮馔服食笺、燕闲清赏笺、灵秘丹药笺、尘外遐举笺，故名。

该书从多个角度讲述如何养生，包括理论、四季养生、起居、祛病方法、休闲兴趣、饮食及丹药等，内容丰富，有理论有方法，可谓是中国养生学的一部"小道藏"。其中，"四时调摄笺"及"延年祛病笺"中收入了很多导引养生及祛病的方法。尤其是"四时调摄笺"，更是直接分为春、夏、秋、冬四卷，每卷中的内容均按照该季节的三个月份顺序排列归纳，二十四节气导引法就被收录在每个月份的养生方法下，例如：正月下有"陈希夷孟春二气导引坐功图"（二气，指立春、雨水两个节气），二月下有"陈希夷仲春二气导引坐功图"（二气，指惊蛰、春分两个节气），以此类推。

三、二十四节气导引法之丹道秘传——《万寿仙书抄本》

《万寿仙书》是明末清初流行较为广泛的一部导引专著，是在明末清初医学家曹无极（字若水）所著《万育仙书》的基础上，又经丹道医家们厘整编辑而成，所以很多版本仍署名为"金沙曹无极若水甫手辑"。《万寿仙书》分四卷：

卷一，主要收录了历代名人的养生理论及功法要点，计有：性命说、孙真人枕上记、养生铭、白玉蟾秘诀、左野云口诀、许真君垂世八宝、唐子西古砚铭、修养妙法、导引祛病要诀、治心气法、治肝气法、治脾气法、治肺气法、治肾气法、太上玉轴六字气诀、寡欲宝训、饮食宝训、逐月起居宜忌等。

卷二，主要收录了八段锦坐功图诀、四时坐功祛病图诀等著名的导引法。其中，四时坐功祛病图诀即二十四节气导引法，按照一年二十四节气的顺序依次排列分述，内容分为文字和图片两部分，文字在前，图片在后。每个节气配一幅图，共二十四幅图。文字部分对各个节气导引术的原理、方法、主治疾病等均有论述，内容简洁而精炼。

卷三，主要收录了诸仙导引图、五禽戏、陈希夷左右睡功图等。其中的诸仙导引图记载了以历代真仙、高道、名人命名的各种导引、方药等，每人一套导引术、一则中药处方、一首修道歌诀、一张精美绘图，文字深入浅出、方法简便易行，共计49套，非常具有道家导引与药饵服食相结合的综合养生特点，其具体名录如下：

李老君抚琴图	太清祖师学真形	徐神翁存气开关法图	铁拐仙指路诀
何仙姑久久登天势	白玉蟾虎扑食形	丘长春搅辘轳法	马丹阳周天火候诀
张紫阳捣硇势	黄花姑王祥卧冰形	汉钟离鸣天鼓法	赵上灶搬运息精法
虚静天师睡功	李栖蟾散精法	张真奴神注图	魏伯阳破风法
薛道光摩踵形	葛仙翁开胸诀	王玉阳散痛法	麻姑摩疾诀
张果老抽添火候图	陈自得大睡功	石杏林煖丹田诀	韩湘子活人心形
昭灵女行病诀	吕纯阳任脉诀	陈希夷降牛望月形	孚佑帝君拔剑势
徐神祖摇天柱形	陈泥丸拿风窝法	曹国舅脱靴势	曹仙姑观太极图
尹清和睡法	孙玄虚乌龙探爪形	高象先凤张势	傅元虚抱顶诀
李弘济玩月势	铁拐李靠拐势	玉真山人和肾膛法	李野朴童子拜形
蓝采和乌龙摆角势	张无梦金乌独立形	夏云峰乌龙横地势	郝太古托天形
刘希古猛虎施威势	孙不二姑摇旗形	常天阳童子拜观音	东方朔捉拇法
彭祖明目法			

卷四，主要引述了历代养生名家及经典的养生要论，计有：《神农氏》《道林摄生论》《养生大要论》《吕氏春秋》《三因极一方》《指归》等。

《万寿仙书》图文并茂，理、法、方、药俱备，是一部颇有价值的导引、养生专著，故为历代医家及养生家传抄和珍藏。

原山西省中医研究所名老中医、峨眉派丹医大师周潜川先生，早年学道于峨眉、青城，广求名师、四处参访。二十世纪三十年代，曾获得青城龙门派赵炼师亲传之《万寿仙书抄本》一部，该书系丹道家内部传抄手本，故与坊间流传版本有异，尤其是对于二十四节气导引法的时辰、经络等做了重要的修正，书中所记载的运用丹道秘传毒龙丹以应二十四节气以及"诸仙导引图诀"中方药炮制的方法等更为本派所独有。1960 年左右，周先生曾将《万寿仙书抄本》少量刻印并传授给徐一贯、杨凯、李国章等。之后，徐、杨、李几位老师又将其传予笔者。这本一直在丹道家内部秘密传承的《万寿仙书抄本》，正是我们编写本书的重要蓝本与传承根基，故作以上介绍。至于书中所记载的诸仙导引图诀等其他内容，我们正在积极地整理之中，相信在不久的将来即可与读者见面。此外，在《万寿仙书抄本》（油印本）的卷末，周潜川先生还亲自写了"跋后"及"再留言"，兹摘录"跋后"于下，以飨读者。原文为繁体字，标点符号为笔者所加。

附：周潜川《万寿仙书抄本》跋后

《万寿仙书抄本》跋后

周潜川　题作

徐一贯　校正

张明亮　辑校

《万寿仙书》原系四卷，青城金莲正宗曹真人所汇集，以授初阶学人者也。故历代抄传错落甚多。民初由成都卧龙桥荣桂堂刊版印行，衍误尤甚。在彼时已非青城朱砂本之原貌矣。

本书精粹，以二十四候治病法为青城之嫡传，行之有效，惟此系"显部"，其"密部"尚有二十四候用药治病秘传，乃炼气与医药相辅相成之秘密法诀也。龙门嫡派，皆善用毒龙丹以应二十四候。亲聆教于赵炼师，试之真实不虚！惜此丹法不绝如缕，未审他年有肇续其传者否？可深叹也！

此书虽属残缺，然内家读之，正可参考！细阅二十四候运气治病法诀尚存，其真骨髓未亡也，亦足宝之。

峨眉镇健谨跋

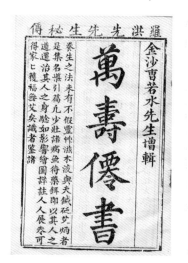

《万寿仙书》书影　　　　秘传《万寿仙书抄本》(油印本)中
周潜川先生撰写的《跋后》，为徐一
贯先生亲笔书写，标点为张明亮所加

四、二十四节气导引法的正式定名——《二十四节气导引养生法——中医的时间智慧》

从明清至今，众多中医及导引养生类书籍都对二十四节气导引法进行了刊载，但对二十四节气导引法却有着多种称谓，也从不同角度、不同程度上起到了更广泛的传播作用。兹列表概述如下：

书名	年代	作者	导引名称
《保生心鉴》	1506 年	铁峰居士	太清二十四气水火聚散图
《遵生八笺》	1591 年	高濂	陈希夷二十四气导引坐功图势
《三才图会》	1609 年	王圻	二十四气修真图
《万育仙书》	17 世纪	曹无极（辑）	四时坐功祛病图
《万寿仙书》	17 世纪（现有 1832 年刻本藏于中国中医科学院图书馆）	曹无极（辑）	四时坐功祛病图
《癸巳存稿》	1833 年	俞正燮	道书经络
《中外卫生要旨》	1893 年	郑官应	祛病延年动功
《内外功图说辑要》	1919 年	席裕康	陈希夷先生二十四气坐功导引治病图说
《气功四时练法》	1983 年	叶涤生	气功四时练法
《二十四节气导引养生法——中医的时间智慧》	2014 年	张明亮	二十四节气导引法 二十四节气导引术

目前最早记载二十四节气导引法的是明代铁峰居士所著的《保生心鉴》，最早把二十四节气导引法冠以"陈希夷"之名的是明代高濂所著的《遵生八笺》，最早把二十四节气导引法与药饵服食与丹道修炼相结合的是丹道秘传的《万寿仙书抄本》，而笔者则最早在《二十四节气导引养生法——中医的时间智慧》中为二十四节气导引法及每个节气导引法进行了命名。

五、二十四节气导引法之"教外别传"
——《太初元气接要保生之论》

根据师门的传承及我们多年的学习与研究，在二十四节气导引法之外，还有一套鲜为人知的"教外别传"，我们称之为"二十四节气元气保生法"。两者相比较而言，二十四节气导引法侧重于肢体的导引，而元气保生法则侧重于与二十四节气相应的吐纳、行气、存思、观想等方法，与二十四节气导引法可谓一内一外、相得益彰。其具体的修习方法，我们已经在整理之中。

据初步考证，二十四节气元气保生法最早见于《太初元气接要保生之论》一书。该书作者不详，内容只有一卷，收录在《万历续道藏》，刊于万历三十五年（1607年），也有认为是唐宋年间的论著，但实际未有更多证据能证明其具体成书时间。著作开篇的论述都是围绕内丹修炼而写，之后按照十二个月月中、月节的次序，依次说明了与之相应的导引法。文字简明扼要，着重介绍了吐纳、漱咽、存思的方法，并提到华池、祖气、丹田、龙虎等内丹术语，这是其与二十四节气导引法最重要的不同之处，故称之为"教外别传"。兹将文献原文附录于下，供读者参研。

附:《太初元气接要保生之论》原文

太初元气接要保生之论

作者不详

张明亮　辑校

天地未判，混沌包藏，元气聚而生水也。盖水者，气之始也，丹之祖也，五行之主也，万物之根也。修炼还丹，必得真一之水，入于华池，然后阴阳交感，结成圣胎。知是水者，明道之源，黑铅是也。故黑铅乃非常之物，玄天神水，生于天地之先，化于万物之母，为真一之精，天地之根也。能于是精气中产生天地五行万物，岂天地之后所生杂物呼为真铅哉？缘此真精，上应星辰，号真铅，长与太阳流珠和合，长养万物。是以水中生金，名曰白金，还丹根基，于斯尽矣！王道曰：白金自水而生，是真水银也。此真水银自从未分判，一物生太太极先，包藏五四三二一，阳清阴浊分铅汞，本是阴阳颠倒术，用之万物皆回旋。夫水者，天地之元气，阴阳之始精，而能生银，名曰白金，乃是无中生有，还丹造化之基也。王鼎真人曰：还丹本是无形物，除此银真更没真。圣人知此白金自水而生，采为丹基，进道工夫，要知春夏秋冬、四季八节、二十四气、七十二候、昼夜百刻，俱在导引之说。究此气候，常无灾缠，延年长久。如遇：

立春正月节后，每日子丑二时，将手按两内肾，转身耸引，各三十五度，吐纳、嗽咽如意。倘能尽其功夫，虽不足以成大道，亦可以发散肩背颈项积滞之风疾，身轻体健。

正月中，每日子丑时，手按髀转，左右三五度，取先天气上入华池中，吐纳、漱咽九数，如意下丹田合会。苟能尽其功夫而不忽略，可以发三焦经络留滞之迍，身轻无难。

二月节后，每日丑寅时，坐定，清气一刻，握固，转颈五六度，静工气封固摄上，吐纳、漱咽二三，如意复归原祖官合和，徐气呼，身康，去肾、肺蕴积，如是身健行轻。

二月中，每日丑寅时，坐定，调气一刻，左右手挽各六七度，引祖气上华池，慢纳三三度，如意降火，散除胸肚胀满，日久延寿。

三月清明节后，每日丑寅时，正坐定，左右手硬前，引祖气七八度，清液浊吐三二，其工功夫三五次，如此却腰肾胃虚积滞，寿命何不增乎！

三月中，每日丑寅时，平坐，换左右手，举托移臂，各三五度，华池水下咽中丹田，或二三次，可去脾胃淤血，工夫长久，身安轻健。

立夏四月节，每日寅卯时，闭息暝目，反换两手五七度，又息气半刻，将祖气引上华池，唤水咽液，依法用功，日无休息，发散背脾风湿，功夫常行，一身轻健。

四月中，每日寅卯时，坐定一刻，左手朝天，右手按住胸前，取气上升入十二重楼，三五度，咽液常流下降，阴阳相和，发散肺脐之久积，用工不昧，疾除身健。

五月节，每日寅卯时，正立仰身，两手朝上，换气于背上来举五七度，定息还宫，咽液如意，除去腰肾蕴积，身体轻康。

五月中，每日寅卯时，坐定，左脚搐后，右脚直前，纳清咽液数次，尽其随意功夫，消诸风寒，身清气爽也。

六月节，每日丑寅时，坐息定半刻，两手运下丹田，双足直伸，制三五度，先天上攻，会合华池真水、命根之祖，咽液七次，消除积滞，身康力健。

六月中，每日丑寅时，双拳髀膝，引作龙虎肝肺之说，气提上心，各三五度，华池水下降三次，其肝肺龙虎合交，尽其功夫，背疾不作，效应无二。

七月节，每日丑寅时，正坐，两手将祖根缩住，气闭息耸上涌，华池水下来，三五口，想两应交泰，手放下三五次，如此，凡劳积聚，亦皆除之。

七月中，每日丑寅时，正坐片时，转头左右摇二十四遍，举引祖气，口中呵出痰火，去恶不生病矣！

八月节后，每日丑寅时，清坐，两手按膝磨磨，心想祖气，运用推引上至华池，咽液三次，亦可除腰肾之患，一身无涧。

八月中，每日丑时盘足而坐，两手掩耳，身左右摇，提祖气上华池三五度，又咽液，可除胁腰之厄，目明精爽。

九月节，每日丑寅时，正坐，举两臂，踊身上托，闭气上升池中，咽液七口，心火皆除，痰淹化散。久而行之，与道合真。

九月中，每日丑寅时，静坐，两手抱定下丹田，祖气清清，不上不下，运转调水，和合阴阳，徐徐行，百病不生也。

十月节，每日丑寅时，两手叉腰，定气元神，提壶灌鼎，水火既济，气运周天争，仰面朝天，入气三吸，灭火消痰之厄，常常行之，何不去痰、延寿获清？

十月中，每日丑寅时，正坐养气，随气不呼不升，静而能清，明心见性，一咽液纳五次，皆兴身安体健。

十一月节，每日子丑时，起身，两手往上努力，两足脐并，吸气五度，周而复始七次，气爽精神，久行者，仙道不远也。

十一月中，每日子丑时，平坐伸足，两手交叉，调上祖气到水池中会合，又咽液二次，自觉中一阳贯满，节节行持，身安康益。

十二月节后，每日子丑时，正坐静工，一手抱祖根，一手运脐中，运气荣荣，不放不收，顺顺安相根祖，发生之后三五度，依法无违，养命远久。

十二月中，每日子丑时，睡，面朝外，两膝曲胸，顺气呼吸三唤咽液一口三九之数，能尽其功，经络淳淳，不足以成大功，亦可除病安然。

久而行之，寿命百年，玄中大妙，亦可以接命之方，增寿延年助道，俗称为添油之法。学者可以玩味，详察深思，夬明出世超凡。百日间参知造化之奥，与天地同长久者也。此是授受相传，非丹术旁门之小道。凤有仙骨，获而得之者，宝而藏之，非人勿示，篇中誓愿深重，请细察！秘之！甚之！

太初元气接要保生之论竟

《太初元气接要保生之论》

传承篇

一、开山祖师——陈希夷

二十四节气导引法，相传为北宋著名的道教养生家陈抟（陈希夷）所创，所以又称为"陈希夷二十四气坐功图势""陈希夷先生二十四气坐功导引治病图说"等。

陈抟，字图南，号扶摇子，又号峨眉真人，亳州真源人（今安徽亳州，一说为河南鹿邑），一说为普州崇龛人（今重庆潼南）。曾先后被唐僖宗赐号为"清虚处士"、周世宗赐号为"白云先生"、宋太宗赐号为"希夷先生"。

陈抟年少时即熟读经史百家，后悟世事浮华实为虚妄，乃不求进仕而专事神仙之事。曾遍历名山大川，学仙修道。今武当、峨眉、青城、邛崃、亳州、登州等地皆留有其迹，后移居华山云台观而终，享年118岁。陈抟博学多才，医、卜、星、相、诗文、棋艺、书法无不精通，著有《指玄篇》《观空篇》《胎息诀》和《阴真君还丹歌注》等，言导引养生及还丹之事；传《先天图》（又称《无极图》或《太极图》），后经周敦颐、邵雍加以推演，成为宋代理学的重要组成部分；还留下了承载天地奥秘的太极图、龙图，成为开一派宗风的奠基者和创始人；其凭借巨大成就和非凡影响力，成为继老子、张道陵之后的又一位道教至尊，被尊为"陈抟老祖""儒师道祖"。

相传陈抟尤善睡功，少则数日，甚则数月长睡不醒，被后人称为"睡仙"。据陆游《老学庵笔记》记载，陈抟得睡功于四川邛崃天庆观道士何昌一，后世所传陈希夷睡功图、华山十二睡功图，皆由此而来。

关于陈抟创二十四节气导引法一事，首见于明代高濂所著《遵生八笺》一书（1591年），书内所载导引称为"陈希夷二十四气导引坐功图"。但在《宋史》关于陈抟的记载中及其他史书中，至今尚未发现明确的相关记载。所以也有人认为，二十四节气导引法可能是后人托名于陈抟之作，是在古代流行的导引术的基础上精心提炼与发展而成，而并非出自陈抟这一位养生家之手，其真实历史还有待后人做进一步研究和考察。

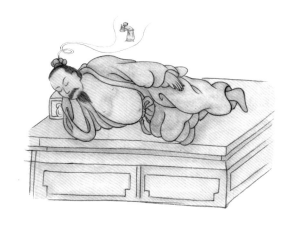

陈希夷石侧睡功图

肺气常居于坎位肝气

却向到离宫脾气呼来

中位合五气朝元入太空

陈抟右侧睡功图

（悲明法师书，白呼格吉乐图绘，张明亮审定）

二、丹医大师——周潜川

周潜川（1907—1971），四川威远人，原山西省中医研究所名老中医，峨眉丹医养生学派第十二代传人，二十四节气导引法的重要传承人。

周潜川出生于书香门第，自幼学习诸子百家、经史典籍、诗词歌赋等。早年从军，后因病离职，专心学医，兼修佛、道，主要师从于峨眉高僧永严法师、丹道大师黄子筬先生等。曾先后行医于川、沪、京等地，1958年受聘于山西省中医研究所，从事中医临床及中医基础理论等的研究，并率先开展了食饵疗法、"南药北移"、丹医丹药以及民间草药的临床运用与研究等工作，著有《峨眉天罡指穴法》《农村医药三十门》等。

周先生继承了在中国流传近千年的峨眉派学术体系，精通医、释、道、儒、武等诸家经典，功理功法精深广博，医理医法独树一帜，在导引、针灸、丹药、草药以及阴阳论、经络论、气化论等方面都有所发现、有所创新，而自成一家。

二十世纪三十年代，周先生曾得到青城派赵炼师的亲传密授，学习了二十四节气导引法与龙门派毒龙丹配合运用的方法，并获得了丹道秘传的《万寿仙书抄本》。五十年代末，周先生在山西工作之余，携弟子杨凯、李国章等将此法进行了整理，并少量校勘、刻印了一些传给弟子，才使得二十四节气导引法得以继承和保存下来。

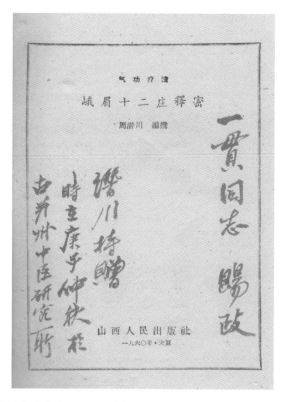

　　周潜川先生所著《峨眉十二庄释密》于 1960 年由山西人民出版社出版发行，这是一直以来秘不外传的峨眉十二庄的首次公开，该书扉页有周潜川亲笔题赠的字迹，就显得更有纪念意义了。

三、峨眉宿老——徐一贯

　　徐一贯（1914—2013），原名徐以贯，山西晋城人。峨眉丹医养生学派宿老、丹医大师周潜川先生好友。

　　抗战期间，徐一贯曾先后担任《人民报》代总编辑，《光明报》《岳南大众》《晋豫日报》社长、总编辑，《太岳日报》总编辑。中华人民共和国成立之后，历任《山西农民报》（创刊于 1949 年 10 月 20 日，刊名为毛泽东主席亲笔题写）首任社长兼总编、山西省委副秘书长、山西省政协副秘书长、山西省地方志编辑办公室副主任等职。徐老饱读诗书、知识渊博，对于儒、道、释、医、武等传统文化，尤其是儒、道文化，有着极深的造诣与研究，被誉为"新闻界的巨擘""新闻界的赵树理""太岳报界一支笔"等。

二十世纪五十年代，徐老因病结识了在北京行医的周潜川，后周潜川来山西省中医研究所工作，二人过往甚密，遂成莫逆之交、亦师亦友。周先生说"徐君每于政治思想予我启发"（1958 年周潜川亲笔书于《丹医语录·阴阳大论品第一》之卷首），而徐老则在与周先生的交往中，学习了峨眉丹医、峨眉十二庄大小炼形以及少林达摩易筋经、二十四节气导引法等，并一直坚持亲身实践与研究。徐老家学渊源，又承丹道及峨眉秘传，大隐于世、躬身实修数十年，于丹道炼养之学造诣尤为精深，故能以带病之身起修，而获健康百岁高龄。

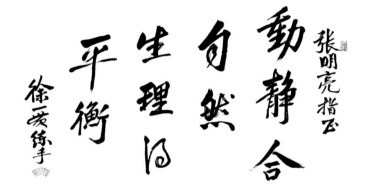

徐一贯先生题字

徐老一生治学严谨、博学多闻，待人接物和蔼可亲、平易近人，教导学子孜孜不倦、循循善诱，常以身作则，却从不以师自居。徐老勤于笔耕，读书看报，或剪贴，或摘录，从古籍文献、儒释道经典及文学名著中收集了许多关于医药等的资料。尤其是在与周潜川先生交往的过程中，亲笔录了关于峨眉丹医、大小丹药、峨眉十二庄大小炼形、天罡指穴法等内容，洋洋百万言、几十册笔记本，如《黄庭经受业笔记》《峨眉十二庄受业笔记》《丹医生理笔记》《丹医方药笔记》《就医旁听片记》《练功就医笔记》等资料都完整地保存下来，弥足珍贵。

四、临床医家——杨凯

杨凯（1926—2008），山西沁源人。原山西建设机械厂医院院长、主任医师、名老中医，杨氏家传中医第五代传人、峨眉丹医养生学派第十三代传人。

杨凯出生于中医世家，自幼随祖父及父亲学医，19 岁开始独立行医。1954 年考入山西医学院卫生系。1959 年毕业后，被医学院推荐为首批"西医学习中医"的研究生，并被选派至山西省中医研究所，拜伤寒名家、山西中医研究所李翰卿所长及峨眉丹医大师周潜川两位名老中医为师，学习和继承他们的学术经验。

在山西省中医研究所工作期间，他不仅向李翰卿老先生学习《伤寒论》及其临床运用，同时跟随周潜川先生系统学习了丹道医药、玄门大小丹药、峨眉十二庄大小炼形、盘龙针法、天罡指穴法、内功导引推拿等。曾随周潜川先生一起上峨眉、访名师、寻草药、炼丹药以及讲学、治病、整理书籍医案等，并协助先生整理《峨眉天罡指穴法》《养生学讲习班讲义》等。

杨老家学渊源、学贯中西，治学严谨、不尚虚玄、注重实践，一生救人无数，有着丰富的临床经验。曾整理《周潜川学术经验临床运用》《斩鬼丹等药治愈肝硬变一例报告》以及《峨眉草药简辑》《老中医经验选编》等。

关于二十四节气导引法，杨老曾多次指导笔者学习、研究周潜川先生所传的《万寿仙书抄本》，并为此专门撰写了《四季养生要先分清气血阴阳》一文。兹摘其精要附录于下：

附：杨凯《四季养生要先分清气血阴阳》

四季养生要先分清气血阴阳

杨　凯　撰述

张明亮　整理

春夏养阳，秋冬补阴。先要分清阳虚还是阴虚，气虚还是血虚。

阳虚：指身体阳气虚损、机能减退、热量不足。表现为虚寒型的体征，"阳虚生外寒"，凡阳虚者，畏寒肢冷、手足不温、面色苍白、口淡、口水多，或腰膝酸痛（软），或容易出汗、自汗、小便清长、大便稀溏、性功能下降、阳痿、早泄、经冷不育，女子可见白带清稀、宫寒不育，舌质胖、舌苔白，以上种种症状不必悉具，只要有 2～3 个症状，更见舌质胖大，或色淡苔白的体征，便可判断为阳虚。

阴虚：机体内阴液亏损及其功能减退，导致出现虚弱性的病理状态，即"阴虚生内热"。凡阴虚者，有低热、午后潮热、咽干舌燥、四肢手足心热、皮肤干燥、大便干结、小便短黄，或经少甚或闭经，阴虚容易引起火旺，火旺则引起人体生理功能的虚假"繁荣"。以上种种症状不必悉具，只要有 2～3 种症状，兼见舌质红而少津的体征，便可判断为阴虚。

气虚：指全身或某个脏器出现的机能衰退的病理现象：精神乏力、倦怠、面色苍白、气喘、自汗、四肢无力或反复感冒，便溏、便不净、尿后余沥、小便频数、夜尿多。以上种种症状见 2～3 种，尤其是舌质淡胖，甚至舌质有齿印。气属阳，故气虚也接近阳虚。

血虚：指全身血液量与质均不足，不能充分灌濡脏腑经络、四肢百骸的病理现象：脸色苍白、唇舌淡白、指甲色淡无光不泽或脆软，或头发干枯、肌肤干燥、头晕目眩、精神不振或心悸耳鸣、失眠多梦、四肢麻木、关节活动不利、长期消化不良，有大出血病史，女子见月经延期、量少色淡，甚至闭经。血虚常导致一系列营养不良现象，故血虚也接近阴虚。

以上四种体征表现可单独出现，亦可同时兼见，如气虚畏寒，就是气虚阳虚，如无寒象则气虚阳盛；但也有阴虚和阳虚同时表现者，称为阴阳两虚。阴阳两虚者并不少见，如常有人说：这个人很怪，夏天怕热，是阴虚，冬天怕冷，是阳虚，若能将阴阳两方调补到较高水平的衡定点，这种所谓怪现象便会自然消失。

五、名老中医——李国章

李国章（1934—2016），河北易县人。原山西省中医研究所副所长、主任医师、教授，血液病专家、名老中医、峨眉丹医养生学派第十三代传人。

李国章出身中医世家，父亲系当地名医，幼年即随父学医。1954 年考入山西医学院，1959年毕业后被推荐为首批"西医学习中医"的研究生，与杨凯等一起被选派至山西省中医研究所，继承名老中医的学术思想与经验。李国章拜丹医大师周潜川先生为师，学习丹医、丹药、针灸，以及峨眉十二庄、武当太极功等大小导引术。曾随周先生一起上峨眉、访名师、寻草药、炼丹药以及讲学、治病、整理书籍医案等，协助先生整理出版了《峨眉十二庄释密》《养生学问答》《养生学讲习班讲义》等。

李国章家学渊源、学贯中西，具有丰富的临床经验，尤其在治疗血液病方面造诣尤深，直至去世前几

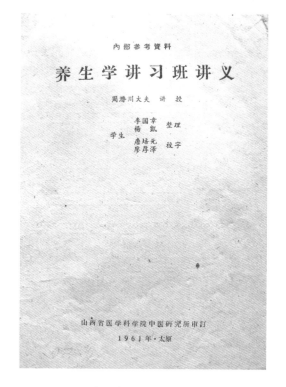

1961年以李国章、杨凯两位老师为主，协助周潜川先生整理并经山西省医学科学院中医研究所审订的《养生学讲习班讲义》。

天，仍工作在临床第一线，深得医院及广大患者的爱戴。荣获"全国500名名老中医药专家""山西省名老中医""优秀医药卫生工作者"等称号，先后担任山西省中医研究所副所长、海南三晋医院院长、山西省中医管理局高级顾问、中国中西医结合学会血液病专业委员会委员、山西省抗癌协会血液肿瘤专业委员会委员等。著有《实用血液病手册》《中西医结合治疗再生障碍性贫血16例观察》《中医治疗白血病浅见》等。

从1991年开始，笔者跟随李国章老师系统学习峨眉十二庄、武当太极九圈十三式、少林达摩易筋经以及中医、丹医等临床技能，并在其指导下对《万寿仙书抄本》以及二十四节气导引法与丹药服食等进行研究整理，为二十四节气导引法的传承与普及打下了坚实的基础。

六、当代传人——张明亮

二十四节气导引法当代传承人张明亮，山西太原人。现任北京黄亭中医药研究院院长、国家体育总局中国健身气功协会常委、国际著名健身气功专家、丹道医药及导引养生专家、峨眉丹医养生学第十四代传人、峨眉山市峨眉内功导引按跷术非物质文化遗产传承人、中医新九针疗法学术继承人、国家级社会体育指导员、裁判员，健身气功·易筋经（以下简称"易筋经"）、健身气功·六字诀（以下简称"六字诀"）、健身气功·十二段锦（以下简称"十二段锦"）功法主创专家。

师承医、道、佛，注重勤修实证、行解并重而理法圆融，对中国传统医药学、导引养生学以及佛家禅修、道家养生等传统文化均有深入的研究与精深的造诣。长期以来，一直致力于中国传统文化、丹道医药、健身气功、导引养生以及生命环保、乐活养生等的研究与推广。

著有《五脏的音符——中医五脏导引术》《唤醒你的身体——中医形体导引术》《二十四节气导引养生法——中医的时间智慧》以及《峨眉功法欣赏》《一分钟养生操》等，并出版日文版、法文版专著四部。此外，还参与编写了《医苑英华——山西省中医药研究院名医名家学术经验集成》《金色世界——佛教智慧与中国文化》《乡土中国绿色丛书·村民环保读本》《中国传统体育养生学》以及《健身气功社会体育指导员培训教材》《健身气功培训教程》《健身气功·六字诀》《健身气功·易筋经》《健身气功·十二段锦》《走进健身气功》等。

曾参与并完成多项国家科研课题，先后获得国家体育总局颁发的"编创健身气功贡献奖""推广健身气功先进个人奖"，国家新闻出版广电总局"首届向全国推荐中华优秀传统文化普及图书"奖，武汉市人民政府颁发的"科技进步奖"，美国"柯布共同福祉奖"，中国中医科学院科学技术奖二等奖等。曾荣登《CHINEPLUS》（法国）、《健身气功》《气功与科学》等刊物封面，并接受《中国保健营养》《中国商界》《日中友好新闻》（日本）及中央电视台、黄河电视台、北京电视台、日本神奈川电视台等新闻媒体的采访与专题报道。

有关笔者与二十四节气导引法的渊源，仅摘录数年前所写的《我与二十四节气导引养生法之渊源》一文，以飨读者。

附:《我与二十四节气导引养生法之渊源》

我与二十四节气导引养生法之渊源

张明亮

春雨惊春清谷天，夏满芒夏暑相连；

秋处露秋寒霜降，冬雪雪冬小大寒。

上半年是六廿一，下半年是八廿三；

每月两节日期定，最多相差一两天。

大约在我五六岁的时候，作为农家好手的父亲，就开始教我背诵这首二十四节气歌诀。他说二十四节气歌诀是作为"农家人"必须要懂得的。母亲虽然识字并不多，但她的记忆力却是惊人的好，她不仅对二十四节气歌诀熟背如流，而且对歌诀的气候常识也非常了解，经常在茶余饭后给我讲解这首歌诀。当时的我虽然还不甚明白其中的道理，但因为是严父、慈母的教导，所以把它背得滚瓜烂熟，直至今日依然记忆犹新、朗朗上口。

1983 年暑假的一天，我的启蒙老师李正修送给我一本书，是上海中医门诊部名老中医叶涤生先生写的《气功四时练法》。李老师说书中介绍的节气功法动作简单、功理深邃，值得好好学习。于是，我便在李老师的指导下按图索骥学练起来，这是我第一次接触二十四节气导引法。

从 1987 年起，我开始系统修学峨眉派功法及丹医、丹药技能，并有幸得峨眉宿老徐一贯先生和杨凯、李国章、周巢父等数位老师的亲切指导和传授。也直到那时我才知道，原来叶涤生是周潜川先生早期在上海时的入室弟子，他所传的二十四节气导引法也与"峨眉"有着莫大的关系。试观该书中关于嘶字诀、嘿字诀的运用，左右通臂、蛇行蛹动的练法，以及归一清静法、周天搬运法的论述等，即知此言必不谬也！

1993 年 3 月，周巢父老师送给我一本复印的《万寿仙书抄本》，徐一贯老师又帮我做了详尽的校对与批注。后来我在研究、实践《万寿仙书抄本》及其养生、导引、方药的过程中，也常去向徐老请教，其间更曾得到杨凯、李国章两位老师的多次指导。或许是对我持之以恒、孜孜以求学习精神的鼓励，有一天，徐老竟然把他珍藏多年的《万寿仙书抄本》油印本的原本送给了我，并希望我能够将其系统整理、流传于世。

从小时候父母教我背诵二十四节气歌，到李正修老师指导我开始学练二十四节气导引术，再到后来周巢父老师、徐一贯老师传授给我《万寿仙书抄本》，回想起来，我和二十四节气导引法还真的是很有"缘分"！

本书所介绍的二十四节气导引法，就是我在学习叶涤生先生所传内容的基础上，以《万寿仙书抄本》为蓝本，同时结合各位老师的指导和启发，并在多年习练、实践的基础上整理而成的。现在的这套二十四节气导引术，不仅有青城派的嫡传，同时也融入了峨眉派丹道医药养生学的心法和精髓，故更加完善，所以我早期整理编写的内部教材称之为《峨眉珍藏——青城派二十四节气导引术》。

从2010年开始，我先后在国内外传授这套二十四节气导引术，受到了习练者的普遍欢迎。二十四节气导引法，不仅是一种养生、保健、防病、治病的方法，同时也是学习和实践中国传统文化如天人相应、天人合一、子午流注、经络藏象以及古天文学、气候学、农业学等内容的一种方法，同时，它也是一套最具有中国文化特色的导引养生术。

张明亮

2011 年 12 月 8 日写于北京

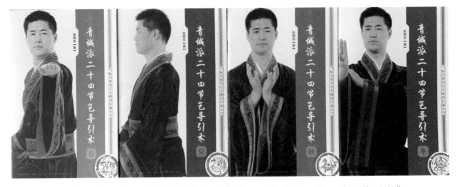

作者早年编著的内部教材《峨眉珍藏——青城派二十四节气导引术》

笔者自2010年开始推广二十四节气导引法以来，时至今日，二十四节气导引法已经传播到全世界数十个国家和地区，学练者有数万之众，可谓桃李芬芳遍天下，而其中不乏后起之秀中的佼佼者。

中国中医科学院副研究员代金刚博士，曾在中央电视台科教频道《健康之路》栏目连续一年讲授二十四节气导引法，并与中央电视台中文国际频道、军事农业频道以及人民日报社《生命时报》《大众医学》等开展合作，对二十四节气导引养生术进行系列讲解。其中在 CCTV-4 亚洲、欧洲、美洲频道以宣传片的形式展示节气导引养生，多时段重复播出达一年。

具有中国内地及香港两地执业医师资格的李云宁医师（中医博士研究生），在香港多次开办课程讲授二十四节气导引法，并在香港《中医生活》杂志中连载"二十四节气导引养生法"，在临床中将其作为辅助治疗的手段而受到患者的喜爱。

最早将二十四节气导引法推广到希腊的是帕纳吉奥提斯·康塔克萨基斯（皮特），他曾是希腊撑杆跳高冠军及国家纪录保持者，从 2010 年开始跟随笔者系统学习二十四节气导引法，被其所蕴含的博大精深的中国文化所深深吸引。二十四节气导引法为其中国文化之旅打开一扇别样的门，导引法的练习则为他提供了一个媒介，加深了他对人的形及深层次的气与神之间、人与自然之间的关系的理解。二十四节气导引法，这一天人合一的导引体系吸引了不少希腊学员，他们称其为生态导引。习练过程中，通过体动、气调、意导、心感，慢慢进入一种安宁恬静的状态，从而使人的心与身以及人与自然之间达到一种和谐统一的状态。现在，练习和教授二十四节气导引法已经成为皮特每天生活的一部分。

山西大学体育学院博士研究生导师李金龙教授从中国古代体育与二十四节气导引法的角度进行了许多有益的探索和研究。

北京王府中西医结合医院治未病科主任王颖辉副主任医师则开始了二十四节气导引法在中医治未病及临床运用的尝试与探索……

基础篇

一、导引总诀

二十四节气导引法

总　诀

四时坐功　导引成图

妙术谁传　陈抟老祖

天人合一　人天共舞

法于阴阳　和于术数

二十四气　动静合度

坐应八方　造化相助

气脉内景　洞观脏腑

彻悟妙谛　跻乎仙伍

注解：

● 二十四节气导引法在《万寿仙书抄本》中称为"四时坐功祛病图"。

● 二十四节气导引法相传为北宋著名的养生家陈抟所创，陈抟被后人尊为"陈抟老祖""儒师道祖""睡仙"等。

● 二十四节气导引法是中国古代哲学"天人合一"思想的具体体现，而实践其思想的具体方法和步骤是人通过"导引""大舞"等修炼方法逐步与大自然"天"形成"共振"，进而达到"和谐"统一。

● "法于阴阳，和于术数"，语出《素问·上古天真论》。原文为"上古之人，其知道者，法于阴阳，和于术数，食饮有节，起居有常，不妄作劳，故能形与神俱，而尽终其天年，度百岁乃去"。意思是说：上古时代的人们，他们大都能够顺应自然之道，遵行阴阳的规律，掌握适中的养生方法和技术，比如具体的"食饮有节，起居有常，不妄作劳"等，所以能够使形神合一而不分离，因此可以尽其天年而逾百岁。二十四节气导引法亦是遵循此原则的具体方法和技术。

● 二十四节气导引法是一套动中求静、静中有动、动静相兼、炼养结合的导引术。

- 二十四节气导引法除了要按时节的不同进行练习之外，还要结合不同的方位、方向来练习，这也是有机而巧妙地利用不同的时间、空间等自然现象来帮助练习。

- 深入练习这套导引术，可以通过了解体内气脉的运行，逐步明了人体的"内景"状况，以达到对脏腑的深入了解。

- 彻底明白这些理论和方法的真谛，就有望跻身于"神仙"的行列，自然就能达到健康、长寿的目的了。

二、导引宜忌

二十四节气导引法

宜	忌
二十四式	多从坐起
清净之所	缓带轻衣
勿过冷热	勿过饱饥
心静神安	声收耳底
面恬目净	均匀呼吸
散单双盘	各随所宜
正身端坐	双手覆膝
何以似之	宇中之立
形伸意静	法参天地

注解：

- 二十四节气导引法，大多是采用坐式练功的方法。其中既有盘坐，也有跪坐、平坐，另外还有个别功法采用站式进行练习。

- 练功场所是保障练功效果的重要条件之一，古代称为"道场"，简单来说应以清静、干净为原则。衣服穿着应以宽松、舒适为宜，以免过紧而影响和阻碍导引练习中气血的流动。

- 练功时要注意，不能太热、太冷，也不能吃太饱或者太过饥饿。过热则气散，过冷则气滞，太饱则易昏沉，太饿则易散乱，都不利于练功。

- 练功时，心要静、神要安，两耳听到的声音由远而近，渐渐收回到耳心深处，不为外界声音所影响和干扰，古代称之为忘声返听、凝耳韵，也是练功的一项重要内容和方法。

- 练功时，面部要放松、安静，两眼要半睁半闭、目不斜视。面为心之华，面部放松则有利于内心安宁。两眼全闭，则容易昏沉、瞌睡；两眼睁开，则易使神意散乱而不集中。练功过程中，对于呼吸总的要求是要尽量均匀、细密、深长。

- 练功时，具体采用散盘、单盘、双盘哪种盘坐方法，可以根据自己的状况来选择，而不必太过拘泥。

- 对于采用盘坐姿势有困难的人来说，可以选用正身端坐、两手覆按在两膝上的姿势进行练习。

- 无论是站式还是坐式练功，远看都像汉字的"立"字，仔细观察和研究一下"立"字的写法，或许会对练功有所启发。

- 总体来说，练功时，形体始终要有对拔拉伸，意念则总以"安静"为原则，这正是效仿、参照天地自然的规律。

三、导引法诀——屈、伸、松、紧

导引的方法成百上千、五花八门，从形体导引的角度，归纳起来主要有屈、伸、松、紧四种方法，称之为导引四字法诀。

屈——意指肢体、躯干的屈曲、弯曲，目的是控制该部位气血的流通。

伸——意指肢体、躯干的拉伸、伸展，目的是促进该部位气血的流通。

松——意指肌肉、关节要放松而不用力，目的是促进该部位气血的流通。

紧——意指肌肉、关节要用力收紧，目的是控制该部位气血的流通。

导引就是通过屈与伸、松与紧的方法，起到调节和控制体内气血流通的作用，从而达到养生祛病、延年益寿的目的。导引功法中，屈与伸、松与紧的对比越明显，导引的效果就越明显。若习练者通过长期修炼，可以在同一个动作之中，同时将屈、伸、松、紧及其对比都做好，则导引的功夫及效果就更进一步了。

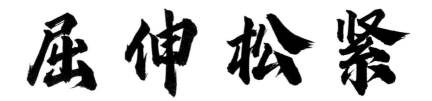

四、导引要诀——大、慢、停、观

在屈、伸、松、紧四字法诀的基础上，怎样才能把导引法练得更好并发挥出最大的作用呢？归纳起来也有个四字要诀，即：

大——导引的动作幅度要大，每个动作都要尽可能达到"极限"前的一点，这样才能起到促进气血运行的作用，并逐步体会"力→劲→气"的转换与递进。

慢——导引的练习速度要慢，在缓慢中逐步体会"形、气、神"三者合一的方法与境界。

停——导引动作"到位"时，即动作做到最大幅度时，要略停一会儿，静静地体会"在伸展中放松，在放松中伸展"以及"等候气的到来"的感觉。

观——即返观内视、自我觉察的意思，在导引练习过程中，要静静地体会和觉察来自身、心、气各方面的反应和感觉，也即传统修炼中"内景功夫"的开端。

五、功前导引——峨眉伸展功

二十四节气导引法的动作虽然并不是很复杂，但内涵却很丰富，并涉及气脉内景的功夫，这方面的内容对于初学者而言就不那么容易理解和体会了，所以建议在习练二十四节气导引法之前，先学习和练习峨眉伸展功、哈气放松功等，待有一定基础和体验之后再修炼二十四节气导引法，则可收到事半功倍的效果。

峨眉伸展功——中医形体导引术

第一式	颈项式	第七式	双角式
第二式	肩肘式	第八式	腰胯式
第三式	腕指式	第九式	旋膝式
第四式	摇头摆尾式	第十式	展腿式
第五式	旋腰式	第十一式	仆腿式
第六式	胁肋式	第十二式	左顾右盼式

六、功后导引——吐纳、叩齿、漱咽

根据师传及《保生心鉴》《万寿仙书》等相关文献的记载，在二十四节气导引法的每个节气导引术练习结束后，均有吐纳、叩齿、漱咽等的练习方法和记载。这些练习方法，古代称之为"功后导引"，不仅可以增加节气导引术祛病、养生的"正作用"，更可以消除由于练功不当而可能导致的各类"副作用"。功后导引也属于节气导引养生法的一个组成部分，习练者可以将其作为单独的养生保健方法每日练习。现将其具体操作方法及要领说明如下。

1. 吐纳

吐纳，即吐浊、纳清。在吐纳中，吐是有意识的呼气，纳是有意识的吸气，所以吐纳并不是一般状态下自然的生理性呼吸，而是一种有意识、有目的、主动性的呼吸练习，因此吐纳并不等于呼吸。丹医理论认为，体内血液的流动是依靠"气"的推动，而"气"运行的动力则来源于呼吸。如果呼吸停止，则气、血的运行也随之停止。相反，如果主动进行呼吸的练习，则有助于体内气血的运行，行气活血自然有助于健康长寿，故曰"明吐纳之道，则曰行气，足以延寿矣"。

二十四节气导引法，几乎在每个节气导引术练习结束后，都要求做几组呼吸吐纳的练习。一方面有呼出体内浊气、吸入体外清气的作用；另一方面有导引"行气"的功能，可防止在导引术练习过程中由于操作不当导致某些部位发生气血瘀滞。具体的吐纳方法，可以采用鼻吸口呼的逆腹式呼吸法，并配合"哈字诀"的运用。

另外，在传统导引养生法中，也有专门以呼吸吐纳为主要练习方法的养生术。其中，流传广泛并具有代表性的就是"六字诀养生法"。

2. 叩齿

叩齿是一种常见的、古老的导引术和保健法，流传极为广泛。丹医理论认为"肾为先天之本""肾主骨""齿为骨之余"。肾乃人体先天之本，维系着人的生、老、病、死，肾功能强健，则自然健康长寿。同时，全身骨骼系统的功能状态，又是肾功能的一种综合体现，骨骼强健有力则肾功能强健；相反，骨质疏松、骨质增生以及颈椎、腰椎等骨骼系统有病，则说明肾功能低下。牙齿是人体最晚生成却又最早衰落的骨质器官，所以丹医认为牙齿是骨、肾功能的一个综合反应点。经常做叩齿等保健牙齿的练习，不仅具有坚固牙齿的作用，同时具有壮骨、补肾以及延缓衰老的功效。

如果把叩齿放在导引术开始的部分进行练习，一般是取其帮助"集中精神"的作用，即所谓"叩齿集神"，如在十二段锦之中就是采用了这种练习方法。如果把叩齿放在静坐、导引的结束部分进行练习，则有"醒神""收功"的效果，二十四节气导引法就是采用了这种练习方法，所以在每个节气导引术练习结束后进行叩齿的练习，可帮助练习者从练功的状态恢复到常态。

方法：口唇合拢，先上下门牙轻轻叩击，再叩击后牙，具体叩击次数，9次、24次、36次，不必拘泥。

要领：叩齿时要徐缓轻微，不可叩得太急或太响。

功用：固齿生津、提神醒脑、健脾和胃、补肾壮骨。

3. 漱咽

漱咽，又称鼓漱咽津。漱，即鼓漱，就是用口内唾液做漱口的动作；咽，即咽津、咽液，就是将练功时口内产生的唾液分若干次徐徐咽下，并用意念送入丹田。

丹医理论认为，"唾为肾之液"，口内的唾液，是肾水向上蒸腾气化的产物，具有濡养身形的作用，故肾阴虚的患者多有口干、形体消瘦的症状。练功中，通过意守丹田、"投火入水"的方法，可以起到心阳温煦肾水而蒸腾气化的作用，故而口内津液增多，此时千万不可吐掉，而应分若干次徐徐将其用意念送入丹田，古人称之为"玉液还丹"，具有滋阴、降火、补肾的功效，也是炼精化气、炼气化神、炼神还虚的重要基础。

方法：用练功时口内产生的津液做鼓漱的动作若干次，然后再将口内津液分若干次慢慢咽下，意达丹田。具体吞咽的次数可3次、6次、9次，不必拘泥。

要领：鼓漱时，津液在口腔内如翻江倒海，洗漱口内各个部位；津液咽下时要汩汩有声。

功用：滋养五脏、荣养周身，健脾开胃、增进食欲，滋阴潜阳、养心补肾。

在传统导引养生功法中，功后导引、功前导引与导引功法共同构成了一个有机而完整的修炼体系，三者相得益彰。例如：在峨眉丹医养生体系中，就有一套"峨眉内功按跷术"，它既是一套独立的养生功法，又可作为其他功法修炼结束之后"系统而标准"的功后导引法。

峨眉内功按跷术——中医按跷导引术

第一式　正身	第十五式　捏山根
第二式　塞兑	第十六式　灌中岳
第三式　搭桥	第十七式　揉迎香
第四式　运目	第十八式　取哦呀
第五式　叩齿	第十九式　营治城廓
第六式　搅海	第二十式　鸣击天鼓
第七式　漱咽	第二十一式　项手争力
第八式　浴面	第二十二式　微撼天柱
第九式　梳头	第二十三式　摇转辘轳
第十式　摩项	第二十四式　理气宽胸
第十一式　开天庭	第二十五式　摩运肾腔
第十二式　舒蛾眉	第二十六式　揉按肚脐
第十三式　运太阳	第二十七式　循经拍打
第十四式　走风池	第二十八式　哈字散功

七、辅行法诀——经穴按跷、元气保生、起居养生、食饵养生、丹药养生

养生学，是中华民族几千年来在同疾病作斗争的过程中，不断总结经验，逐步创立、完善的健康系统工程，是研究防治疾病、保养身心，以使人类健康长寿的一门科学，是祖国传统文化中一颗璀璨的明珠。养生学的具体内容和方法，更是丰富多彩、琳琅满目，导引、按跷、吐纳、存思、静坐、禅修、医药、饮食、生活、起居等一应俱全、不胜枚举，故东晋著名养生家张湛在其《养生集·叙》中总结道："养生大要，一曰啬神、二曰爱气、三曰养形、四曰导引、五曰言语、六曰饮食、七曰房室、八曰反俗、九曰医药、十曰禁忌。"

人体作为一个极其复杂的巨系统，时刻受到来自内、外各种因素的影响，不可能依靠任何单一的方式达到养生及防病、治病的目的，所以需要采取各种方法进行全方位、多角度的锻炼与养护。根据传统丹道家的理论和传授，二十四节气养生法体系大致可以分为以下几部分。

1. 二十四节气导引养生法。即《二十四节气导引养生法——中医的时间智慧》一书所讲述的主要内容。

2. 二十四节气导引祛病图。即《二十四节气导引祛病图诀》一书所讲的主要内容，它与《二十四节气导引养生法——中医的时间智慧》一书是相辅相成的体用关系。

3. 二十四节气经穴按跷法。即根据节气与经络、穴位的对应关系，在节气期间对相应经络、穴位进行专门导引、按跷的祛病养生方法。

4. 二十四节气元气保生法。与二十四节气导引养生法比较而言，导引养生法侧重于导引术，元气保生法侧重于呼吸吐纳、导引行气及存思观想等与节气相对应的养生方法。

5. 二十四节气起居养生法。是传统习俗、音乐、诗歌、花道、香道等日常起居生活中与二十四节气相应的养生方法。

6. 二十四节气食饵养生法。即根据节气的不同进行相应的饮食调摄的养生方法，古代称之为食饵养生，或药膳、药饵等，相当于现代的饮食疗法和营养学。它是根据辨证施治的原则，以药物和食物为原料，经过特殊

的配方，炮制和烹饪加工，取药物之性，用食物之味，使苦口之药变成美味佳肴。食饵寓医疗保健、防病治病于家庭日常饮食之中，是饮食营养与药物治疗完美结合的一种方法，具有取材容易、制法简单、疗效可靠、无毒副作用等特点，为历代医学家、养生家所推崇。俗语说"民以食为天"，饮食与人类生命活动息息相关，唐代医家孙思邈曾在其著作《千金翼方》中引用春秋战国时期名医扁鹊的话，说："安身之本必须于食"，"不知食宜者，不足以全生"。"精"与"气"是人体生命活动的物质基础，同时也是练功养生的物质基础，而它们都是由饮食中"五谷"精微之气所化生，所以食饵养生是中华养生学中最基本的养生方法，并且比其他养生方法具有更广泛的服务对象和实用价值。

7. 二十四节气丹药养生法。从药物的性味、道地药材的选择、药物采摘的时间及保存方法，到炉鼎、杵具、器皿的选择，以及武火、文火、微火、子母灰火、木炭火、桑柴火、阴火等各种火候的运用等，二十四节气丹药养生法都具有一套极其严密与精细的程序，也是"天人相应"学说在中医药学中的具体体现。从青城山传承下来的二十四节气导引法，原本就有一系列与之相应的医药、食饵养生方法，经过与峨眉、青城等丹道医药养生学的融合之后，内容就更加丰富多彩了。

八、补充说明

1. 本书重点从二十四节气导引法的历史、传承、文献及导引祛病的角度进行阐述，关于具体导引的方法、要领、功用以及时间、方向等，敬请读者参阅本书的姊妹篇《二十四节气导引养生法——中医的时间智慧》一书进行学习、研修，以收到相得益彰、事半功倍的效果。

2. 初学者或为了对症治疗疾病的患者，可以不必拘泥于节气时令及时辰、方向等的对应问题，只要选择适合的导引术进行练习就可以了。

3. 每个节气对脏腑、经络、穴位等的锻炼各有侧重，这是根据气候对人体生理功能影响的规律及对某一脏腑、经穴相应相感的影响而决定的。我们应该知道，人体是一个有机的整体，五脏六腑、四肢百骸、经穴苗窍等都是相连相通而不是孤立的，所谓不同节气对应不同脏腑、经穴的理论和功法，只是有所侧重而已，不可太过拘泥执着。

4. 众所周知，四季气候的变化，会直接影响人体的生理功能、病理变化，尤其是年老体弱及患有慢性疾病的人更加敏感。比如风湿性关节炎、哮喘病患者往往在暴冷、暴热等天气即将来临之前，就会发生病情加重、病情反复等现象。因此，加强导引练功，以提高机体对气候变化的适应能力，预防风、寒、暑、湿等外邪对人体的侵袭，是非常有意义的。

5. 人体五脏六腑、十二经脉的气血运行，在一年四季、二十四节气以及一天十二时辰、二十四小时都有各自的盛衰。

若从四季与五脏的对应关系来看，春季主生，与五脏之肝相应；夏季主长，与五脏之心相应；秋季主收，与五脏之肺相应；冬季主藏，与五脏之肾相应；四季蕴化，与五脏之脾相应。所以从这个角度来分析，春季的六个节气导引术都有调肝、养肝、疏肝的功效，同理，夏季的六个节气导引术则有养心、清心、宁心的功效，秋季的六个节气导引术则有养肺、清肺、润肺的功效，冬季的六个节气导引术则有补肾、壮肾的功效。若从十二个月、二十四节气与经络的对应关系来看，则有如本书所讲述的一样，每个节气都有对应的一条经络和一个脏或腑。表面上看，这种对应关系好像与五脏的对应关系不同，但细细研究和体会，正是阴阳学说中阴中有阳、阳中有阴及阴阳无限可分的具体体现，就像一年十二个月可以与十二地支相对应，一天十二时辰也可以与十二地支相对应一样，并不矛盾。

所以，二十四节气导引法，就像是一件艺术品，不同的人可以从不同角度、深度和不同的专业领域去认识它、理解它并喜爱它。

特点篇

一、医道心法，三派秘传

二十四节气导引法，经过历代祖师及无数先辈们的辗转传承与不断完善，不仅把中医导引祛病的理论与技术发挥到了极致，同时也将道家气脉内景的修炼功夫，以及丹道、服饵、医药等方法有机地融为一体，是医家、道家生命智慧的结晶。

二十四节气导引法的传承与丹道医家的以下三大流派渊源最深。

华山派：二十四节气导引法据历代祖师口传及文献记载，认为系由华山派开山祖师、北宋的陈抟先生所创。关于华山派，多年前笔者曾向上海的沈新炎老师请教，才了解到陈抟先生的老华山派与全真华山派之不同。虽然并未发现二十四节气导引法与华山派之具体联系，却明确了峨眉派内一直秘密珍藏的"松针不老丹"及内外丹诀，实际上是属于金莲正宗的全真华山派。

青城派：二十世纪三十年代，丹医大师周潜川先生从青城派赵炼师处继承了二十四节气导引法，并明言此乃"青城嫡传、龙门嫡派"。有关赵炼师及二十四节气导引法在青城派传承的详细情况，多年前笔者曾数次去青城山访问了多位师友，可惜并无所获。

峨眉派：周潜川先生系峨眉丹医养生学派第十二代传人，生前著有《峨眉十二庄释密》《峨眉天罡指穴法》等，在业界享有盛誉。周先生曾刻印少量《万寿仙书抄本》，并传授二十四节气导引法及药、饵服食等技术给徐一贯、杨凯、李国章等少数弟子。徐、杨、李诸师后又传给笔者。

由此可见，二十四节气导引法融合了医、道两家心法，以及华山、青城、峨眉三派之秘传。故曰：

道家心法，医家秘技；
华山青城，峨眉真意。
按时行功，分经治病；
身心行境，天人相应。

二、丹医导引，体医典范

丹道医药，简称丹医，属于古典中医中一个重要的学术流派。所谓丹，有内丹、外丹之分。外丹概指医药及相关冶炼之法，内丹则指导引、吐纳、存思等自我认知的修炼之法，亦即《黄帝内经》中"精神内守""恬淡虚无""真气从之"所代表的知明内景、养生祛病之法。这种"内景功夫"的实践，堪称中医的解剖学、生理学及科学实验，是中医学重要的基础，也是中医学最核心的精髓所在，故明代医药学家李时珍尝言人体"内景隧道，惟返观者能照察之"，此言必不谬也。

导引是内丹学的基础，所以丹医传承非常重视导引之法。从古至今，丹医流派通过指导患者练习适合的导引术，治疗或辅助治疗常见慢性病。二十四节气导引法正是一套典型范例，是丹医一脉的正统传承。在《素问·异法方宜论》中就阐述了导引之法产生于中央，是与药物、针灸、砭石并列的治疗疾病的手段。《诸病源候论》一书中则继承了这一思想，全书论述了1700多种证候，但未介绍针对某一证候的方剂，而是列出补养宣导的导引法。这种思想与现在大健康的理念、体医结合的理念是完全一致的。

在相关的原始文献中，每一节气之下，不仅介绍了该节气导引术的具体方法，还明确列出了与之对应的经络及主治病症等。此外，二十四节气导引法中的很多动作都可以从《诸病源候论》《养性延命录》等书中找到原型。若按照当令节气进行习练，不但能发挥顺时养生的作用，更有防治、调节相应疾病的作用；也可以根据功法特点，打破节气界限，将其用于常见疾病或证候的康复，发挥其运动处方的作用，如冠心病患者，一年四季都应加强对夏至手足争力式、小满单臂托举式的练习；脾胃不好的患者，则应不拘时间，多练习大暑踞地虎视式、谷雨托掌须弥式等。

三、按时行功，择向而练

按照不同的时间（季节、月令、节气、时辰），选择不同的方向，练习相应的功法，是二十四节气导引法最具代表性的特点之一，是古人根据对"时"（时间）、"空"（空间）的理解而对人体生命进行主动调控的智慧，也是丹医学与导引学高度融合的智慧结晶。

关于导引练功与时间的关系，历代文献有很多记载。古人通过研究发现，随着时间的变化，自然界包括人在内的一切事物也都发生着相应的变化，因此要"与时俱进"，按照时间进行相应的导引练习及养生，才是真正意义上的天人合一、天人相应。这里所说的"时间"，具体又可分为四季、八节（四立与两分、两至，即立春、立夏、立秋、立冬与春分、秋分、夏至、冬至）、十二月、二十四节气、十二时辰等，并由此而逐步发展出了四季养生、十二月养生、十二时辰养生。二十四节气导引养生法，更是将四季养生、十二月养生、十二时辰养生以及经络养生等内容有机地融为一体，形成一个完整的炼养医学体系。

需要说明的是，这种将导引治病、养生与时间、方向等相结合的方法古已有之，而并非二十四节气导引法所独创。如《素问·刺法论》中就有"所有自来肾有久病者，可以寅时面向南，净神不乱思，闭气不息七遍，以引颈咽气顺之，如咽甚硬物，如此七遍后，饵舌下津令无数"的记载。屈原（前340－前278）的《楚辞·远游》中也有"餐六气而饮沆瀣兮，漱正阳而含朝霞；保神明之清澄兮，精气入而麤秽除"的记载。意思是：我以天地间的六气为食，以沆瀣夜露为饮，用正阳之气漱口而口含朝霞之气，以确保神明清澄，使精气纳入而使粗浊污秽之气消除。六气，即天地之间的六种精气，具体是指天之气、地之气、东方朝旦之气（朝霞）、南方日中之气（正阳）、西方日没之气（飞泉）、北方夜半之气（沆瀣，夜间的水气、露水，或谓是仙人所饮）。即根据时间的变化，如果能够及时吸纳自然界的这些"精气"，就能够达到养生祛病、强身益智的功效。

有关时辰与健康、疾病，以及人体生命的关系，在中医及养生学中是一门专门的学问，是根据中医子午流注及气脉流注的理论来说明人体脏腑、经气在一天之中的变化兴衰。掌握这种规律对于导引养生、针灸选穴，尤其是对于习练和体验二十四节气导引法，都有很好的帮助，列表简述如下：

附：十二时辰子午流注图 / 练功方位图 / 练功方向一览表

十二时辰子午流注图

时辰	对应时间	对应经络	对应功能
子时	23：00-01：00	足少阳胆经	胆经旺，胆汁推陈出新
丑时	01：00-03：00	足厥阴肝经	肝经旺，肝血推陈出新
寅时	03：00-05：00	手太阴肺经	肺经旺，将肝贮藏的新鲜血液输送、布散于全身百脉，以迎接新的一天到来
卯时	05：00-07：00	手阳明大肠经	大肠经旺，有利于排泄
辰时	07：00-09：00	足阳明胃经	胃经旺，有利于消化
巳时	09：00-11：00	足太阴脾经	脾经旺，有利于吸收营养、生血
午时	11：00-13：00	手少阴心经	心经旺，有利于周身血液循环，心火生胃土有利于消化
未时	13：00-15：00	手太阳小肠经	小肠经旺，有利于吸收营养
申时	15：00-17：00	足太阳膀胱经	膀胱经旺，有利于泻掉小肠下注的水液及周身的"火气"
酉时	17：00-19：00	足少阴肾经	肾经旺，有利于贮藏一日的脏腑之精华
戌时	19：00-21：00	手厥阴心包经	心包经旺，再一次增强心的力量，心火生胃土有利于消化
亥时	21：00-23：00	手少阳三焦经	三焦通百脉，人进入睡眠，百脉休养生息

　　其实不只是人体，大自然中很多事物与时间变化均有着密切的关系，如牵牛花在每日寅时（凌晨3-5时）开花，芍药在卯时（早晨5-7时）即日出时开花，夜落金钱在午时（中午11-13时）开花，夜来香在傍晚酉时（黄昏5-7时）开花，又如公鸡按时报晓，候鸟暑北寒南。人类疾病中的五更泻、午后潮热、日晡潮热等现象都与时辰有着密切的关系。了知此

意，则上表之内容就很容易理解了。

关于二十四节气导引法中具体的练功时辰，请读者参阅《二十四节气导引养生法——中医的时间智慧》一书，此处从略，仅将其中的《二十四节气导引术练功时辰方位图》附录于下：

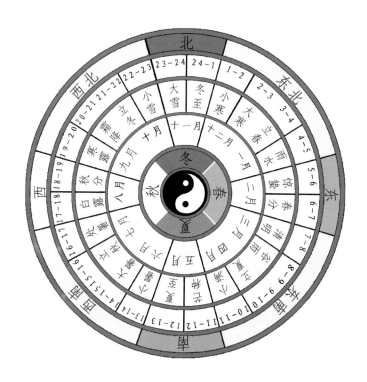

关于导引练功方向，根据天人相应、天人合一的理论，古人认为方位不同，其气亦有所不同，并与人体不同的脏腑部位相对应。如《素问·金匮真言论》中说：

东方青色，入通于肝，开窍于目，藏精于肝，其病发惊骇，其味酸，其类草木，其畜鸡，其谷麦，其应四时，上为岁星，是以春气在头也，其音角，其数八，是以知病之在筋也，其臭臊。

南方赤色，入通于心，开窍于耳，藏精于心，故病在五脏，其味苦，其类火，其畜羊，其谷黍，其应四时，上为荧惑星，是以知病之在脉也，其音徵，其数七，其臭焦。

中央黄色，入通于脾，开窍于口，藏精于脾，故病在舌本，其味甘，其类土，其畜牛，其谷稷，其应四时，上为镇星，是以知病之在肉也，其音宫，其数五，其臭香。

西方白色，入通于肺，开窍于鼻，藏精于肺，故病在背，其味辛，其类金，其畜马，其谷稻，其应四时，上为太白星，是以知病之在皮毛也，其音商，其数九，其臭腥。

北方黑色，入通于肾，开窍于二阴，藏精于肾，故病在溪，其味咸，其类水，其畜彘，其谷豆，其应四时，上为辰星，是以知病之在骨也，其音羽，其数六，其臭腐。

另外，古人认为来自不同方位的"邪气"对人体的伤害也各不相同，如《灵枢·九宫八风》中说：

风从南方来，名曰大弱风，其伤人也，内舍于心，外在于脉，其气主为热。

风从西南方来，名曰谋风，其伤人也，内舍于脾，外在于肌，其气主为弱。

风从西方来，名曰刚风，其伤人也，内舍于肺，外在于皮肤，其气主为燥。

风从西北方来，名曰折风，其伤人也，内舍于小肠，外在于手太阳脉，脉绝则泄，脉闭则结不通，善暴死。

风从北方来，名曰大刚风，其伤人也，内舍于肾，外在于骨与肩背之膂筋，其气主为寒也。

风从东北方来，名曰凶风，其伤人也，内舍于大肠，外在于两胁腋骨下及肢节。

风从东方来，名曰婴儿风，其伤人也，内舍于肝，外在于筋纽，其气主为身湿。

风从东南方来，名曰弱风，其伤人也，内舍于胃，外在肌肉，其气主体重。

……故圣人避风，如避矢石焉。

练功方位图

方向	风名	伤人	主气
南方	大弱风	内舍于心，外在于脉	热
西南	谋风	内舍于脾，外在于肌	弱
西方	刚风	内舍于肺，外在于皮肤	燥
西北	折风	内舍于小肠，外在于手太阳脉	
北方	大刚风	内舍于肾，外在于骨与肩背之膂筋	寒
东北	凶风	内舍于大肠，外在于两胁腋骨下及肢节	
东方	婴儿风	内舍于肝，外在于筋纽	身湿
东南	弱风	内舍于胃，外在肌肉	体重

由上可知，按照不同方向进行导引练功的方法，不仅可以加强该方位之"正气"对人体之影响，而且可以预防来自该方位之"邪气"对人体的侵袭与伤害。在二十四节气导引法历代文献中，虽未见有关于练功方位的相关记载和专门论述，但在丹道家内部却一直有着一套秘密的传承，兹列表于后，以飨读者。

练功方向一览表

练功方向	节气导引法			
东方	惊蛰握固炼气式	春分排山推掌式		
东南	清明开弓射箭式	谷雨托掌须弥式	立夏足运太极式	小满单臂托举式
南方	芒种掌托天门式	夏至手足争力式		
西南	小暑翘足舒筋式	大暑踞地虎视式	立秋缩身拱背式	处暑反捶背脊式
西方	白露正身旋脊式	秋分掩耳侧倾式		
西北	寒露托掌观天式	霜降俯身攀足式	立冬挽肘侧推式	小雪蛇行蛹动式
北方	大雪活步通臂式	冬至升嘶降嘿式		
东北	小寒只手擎天式	大寒单腿地支式	立春叠掌按髀式	雨水昂头望月式

四、分经治病　养生延年

在二十四节气导引法的古代文献中，每一个节气导引术都对应着一条经络，其主治病症的范围也以该经络为主。二十四节气导引法，从拔骨伸筋，到错骨分筋，进而分经练脉、分经治病，次第分明、层层递进。它既是一种养生保健的方法，也是一种非常具体的导引治病方法，而经络学说是其重要的理论基础。

《灵枢·经别》曰"夫十二经脉者，人之所以生，病之所以成，人之所以治，病之所以起，学之所始，工之所止也，粗之所易，上之所难也"。《灵枢·经脉》又说"经脉者，所以能决死生、处百病、调虚实，不可不通"。经络的重要性，由此可知。中医诊断、预防和治疗疾病都非常重视经络，每一味中药也都有其相应的归经。节气导引动作也有其归经，称之为分经练脉，当然，在动作非常熟练之后才能体会其中精妙。例如：动作以中指领动，就能起到抻拉心包经的作用；下巴带动，就能伸展任脉；百会上领，可以提升督脉之气，但这些都要建立在动作做到极致的基础上。

节气导引动作通过锻炼经络，进而影响到相应脏腑，对五脏六腑起到调节作用。如大寒单腿地支式牵拉膀胱经、肾经，对腰腿无力、疼痛、肾虚有很好的效果；秋分掩耳侧倾式打开三阴经所循行的胸部，牵拉胁肋，肝肺并练，对呼吸系统、精神情绪相关的疾病非常适合。五脏是人体的核心，脏腑功能正常，则人可以健康长寿。《万寿仙书》的节气导引原文就论述了动作路线和要领，同时强调了对某些病的治疗作用，而治疗范围是和动作影响到的经络脏腑密切对应的，足以证明节气导引法既可养生延年，也可分经治病，是分经治病的导引功法典范。这一点在其他导引法中也有体现，如大家熟知的健身气功·八段锦（以下简称八段锦），每个动作都有其对应的脏腑，如两手托天调理三焦、两手攀足强腰健肾。

功用篇

一、伸筋拔骨，疏肝补肾养形

中医理论认为，筋为肝所主，以柔、韧为佳，故导引练习中以"拉筋"为主；骨为肾所主，以壮为佳，故导引练习中多有强健骨力的练习，盖骨壮筋柔，自然有补肾、固肾以及柔肝、疏肝的功效。二十四节气导引法，外练筋骨，内练肝肾，既可增强肝藏血、肝主疏泄的功能，又可改善肾藏精、主水的功能，从而达到祛病、养生、延年的目的。

练习二十四节气导引法，通过姿态各异的导引动作，配合屈、伸、松、紧的方法与大、慢、停、观的要领，可以起到伸筋拔骨、矫正身形以及促进全身气血畅旺的作用。如芒种掌托天门式，通过两掌上托、两脚尖下踩的方法，不仅可以对全身产生"拔伸"的作用，还可以有效提高腿足部的平衡能力与力量，从而将气血运行到全身各处，甚至毫发末端。

二、吐故纳新，益肺行气活血

呼出浊气、吸入清气，是维持生命活动的基本生理功能，故此是导引练习的主要内容和重要方法。中医理论认为，呼吸是推动体内"气"运行的动力，呼吸连绵不断则体内气运行不止，而呼吸为肺的主要生理功能，故曰"肺司呼吸"而"主一身之气"。由此可知，炼气之要重在炼肺，呼吸功能正常，则体内气的运行正常，气行则血行，气血周流于全身而运行不怠，自然身强体健、百邪不侵。

因此，二十四节气导引法特别重视呼吸及肺的锻炼，主要体现在三个方面：

第一方面，通过肢体动作的导引从而达到锻炼呼吸的目的，如惊蛰握固炼气式、清明开弓射箭式、芒种掌托天门式等。

第二方面，在动作导引的基础上，直接加入呼吸吐纳口诀的练习，如冬至升嘶降嘿式。

第三方面，除了上述两个方面外，在所有动作导引的过程中，均要求动作幅度大，尽量保持呼吸均匀、细密、深长的状态，这其实也是一种锻炼呼吸的方法。

三、静心存思，健脾养心安神

中医理论认为，心主神而思伤脾，如果长期心神不宁、思虑过度，会损伤心、脾的功能。二十四节气导引法，在练功中要求集中思想、专心练习，并配合存思观想等方法，使习练者逐步进入凝神入静、少思少欲的状态，长期习练，具有健脾养心、安神增智的作用。

存思观想充分体现了中国传统文化中内求的思想。练习导引的过程中，始终保持清静之心，静静观察身体的动作，以及这些动作给身体的哪些部位带来怎样的变化，给呼吸、内心甚至周围的环境带来怎样的变化，这正是一种存思观想的方法，让我们可以充分关注自己的内心世界和身体感受，使人体向更加协调、有序、平衡的方向发展。西方新兴的心理神经免疫学阐释了存想法的科学依据。良性的存思观想可以促进激素良性分泌，促进代谢平衡和提升免疫功能。

四、导引按蹻，舒筋活络通脉

导引，在发展过程中逐渐从肢体动作涵盖呼吸吐纳、心理调节等一系列方法。按蹻，虽然历来有着不同的具体解释，但归纳起来，大都指按摩；而按摩，换个角度而言，就是医者帮助患者进行"导引"，对于患者是一种"被动"的导引练习。按摩与导引，在理论、方法、功用上并无二致。屈、伸、松、紧的方法，大、慢、停、观的要领，以及调控气血流动、舒筋活络通脉的作用在导引与按摩中均适用，故导引与按蹻常常并称。早在《黄帝内经》中即已明确指出，并把导引按蹻与药物、九针、灸焫、砭石等疗法并列为防治疾病的重要手段，有异曲同工之效。

在二十四节气导引法的古代文献中，每个节气导引法之后均列有主要功用及主治病症。从练习的具体方法看，其中不仅有"导引"的方法，也有"按蹻"的内容，如处暑反捶背脊式、小雪蛇行蛹动式、冬至升嘶降嘿式等。所以，二十四节气导引法，就是一套古老的内功导引按蹻术，不仅可以防病、养生、延年，而且对于许多病症均有很好的治疗作用与效果。

法诀篇

第一式　立春叠掌按髀式

一、述义

立春，是二十四节气中的第一个节气，也是春季的第一个节气，一般从每年的 2 月 5 日前后开始，到 2 月 20 日前后结束。立春之名的含义即是春季的开始，虽然在这个节气还不能真正感受到春天的到来，但气温、日照、降雨都有上升、增多的趋势。

对人体而言，此时应该升发肝胆少阳之气，以顺应春生、春升的自然规律，这也是立春导引术"叠掌按髀式"的重点。立春叠掌按髀式，通过叠掌按髀、耸肩以及头颈左右转动的练习，使身体上下对拔拉伸，全身气血达到"开""升"的状态，以与立春之气相应。

立春叠掌按髀式，主要锻炼手少阳三焦经，同时兼顾手厥阴心包经，以及足少阳胆经、足厥阴肝经等。手少阳三焦之气与足少阳胆经之气，是人体阳气生发之先，与春气，尤其是立春之气有同气相应之感。又手少阳三焦经与手厥阴心包经相表里，而厥阴属风木，与六淫之风邪同气相感，故此时体质虚弱者极易招致风邪。

春季加强手少阳与手厥阴经脉的锻炼，有助于升发阳气、调平气血、增强体质，以抵御风邪之侵袭。可以有效防治头痛、头晕、颈项痛、肩臂痛，以及肝病、肺病、鼻炎、胃下垂、脱肛、痔疮等。

二、口诀

立春叠掌按髀式

立春正月初厥阴　　少阳三焦相火行

子丑按髀肩耸引　　耳项肩背肘痛宁

东北起练　两臂抬前　平行相对　后臂平肩

旋臂叠掌　左地右天　神存何处　中指之尖

屈臂收掌　至左乳前　掌按髀上　微微耸肩

收腹提肛　身形端严　转头右视　动至极限

缓缓回收　头转正前　放松肩臂　气降丹田

两臂侧伸　如按琴弦　沉肩坠肘　下落还原

反向导引　其法同前　左右交替　术在斯焉

注：左地右天，即左手在下，象征地；右手在上，象征天。

三、导引

1.正身端坐，两手覆按两膝。

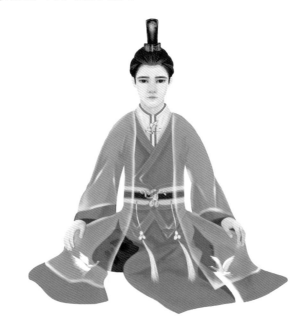

2.中指带动两臂前伸至与肩相平，两臂平行，指尖向前、掌心相对。

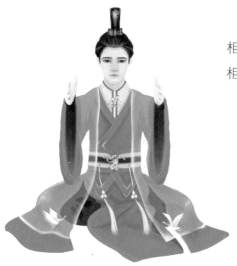

正面

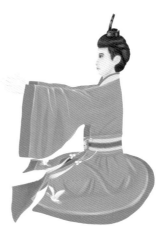

侧面

3.两臂内旋，转掌心向下并顺势叠掌，左下右上，指尖向前。

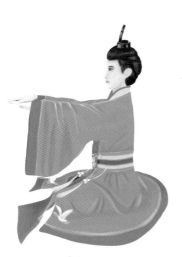

侧面

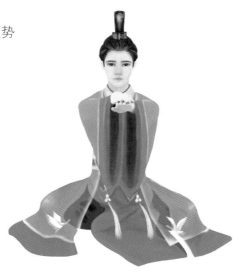

正面

4. 屈肘收臂，两掌摩转并收至左乳前，左掌指尖向右，右掌指尖向左，掌心向下。

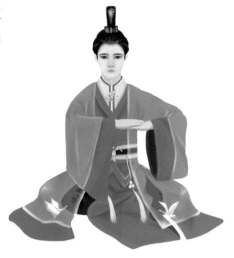

5. 两掌垂直下按至左大腿根部。

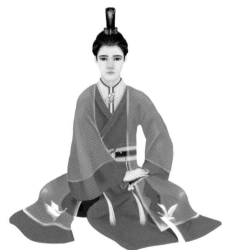

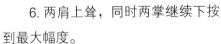

6. 两肩上耸，同时两掌继续下按到最大幅度。

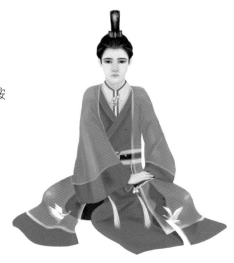

7. 头颈右转至极限，目视右侧。

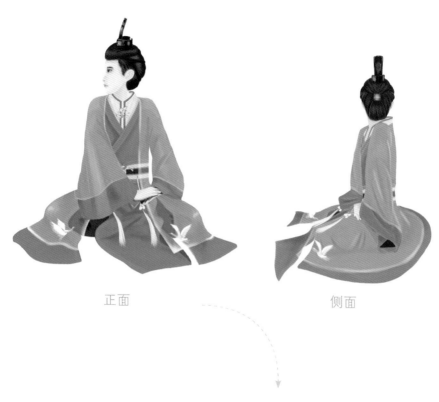

正面   侧面

8. 头颈转回正前，目
视前方。

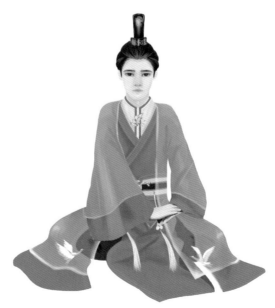

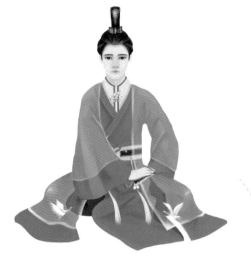

9. 松肩松臂，全身放松。

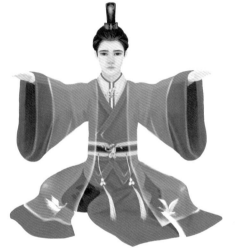

10. 两臂分别向体前左右45°侧伸至与肩相平，掌心向下，目视前方。

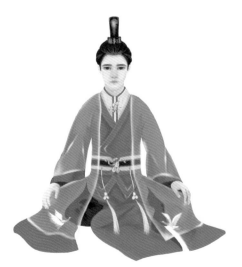

11. 沉肩、坠肘、松腕、舒指，两臂下落、两手还原至覆按两膝，目视前下方，呼吸自然，全身放松。

12. 进行对侧练习，动作相同，左右方向相反。

13. 左右各做一次为一遍，共做三遍。

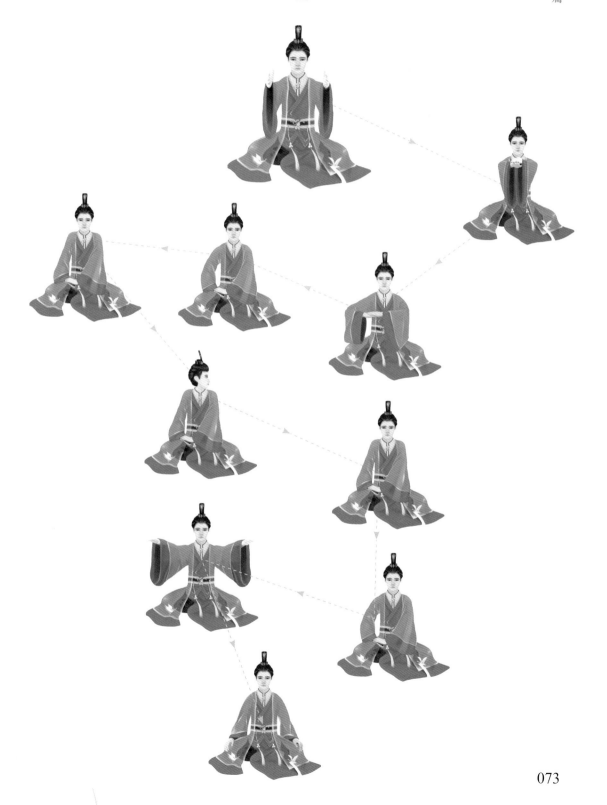

四、学修及主治一览表

导引	立春叠掌按髀式
时间	23：00-03：00
方向	东北方
姿势	盘坐式
起始	拇指和中指带动两臂向上向前抬起，掌心相对，至与肩平（中指），旋臂叠掌，左下右上……
重点	1. 耸肩吸气时，收腹提肛； 2. 耸肩按掌时，身体包括胳膊在内的其他部位要放松、有劲而不紧张； 3. 头颈转动，意在鼻尖，脖子不可紧张
难点	耸肩按掌转头时，身体其他部位以及内心尽量不参与到动作里
体会	松中有紧，紧中有松；在放松中伸展，在伸展中放松
功用	升发少阳三焦及肝胆之气，祛除风气积滞三焦经
主治	头痛、头晕、颈项痛、肩臂痛等
旁通	十二段锦的微撼天柱

第二式　雨水昂头望月式

一、述义

　　雨水，是二十四节气中的第二个节气，也是春季的第二个节气，一般从每年的 2 月 20 日前后开始，到 3 月 5 日前后结束。雨水时节，气温逐渐回升，冰雪渐渐融化，天地之气开始产生明显的升降变化，地气上升为云，天气下降为雨，草木得雨水滋润而开始萌动、生长。

　　对于人体而言，身体中的"水液"如唾液、汗液、津液、血液、泪液，甚至尿液等的作用与机理，与自然界的"雨水"有着异曲同工之妙，它们的多少、有无都直接影响着我们的身心健康。

雨水节气的导引术——昂头望月式，通过左右侧面伸展及昂头望月、低头观海的练习，可以进一步促进手少阳三焦经与足少阳胆经及手厥阴心包经气脉的交汇及气血运行，升发体内阳气，使全身柔软而温暖，甚至伴有微微汗出。这一动作可以驱散蕴藏于体内的寒气，防止风寒邪气内陷及春季温病的发生，有效防治咽喉肿痛、耳鸣、耳聋、目痛，以及头痛、颈项痛、肩臂痛等。

二、口诀

雨水昂头望月式

雨水厥阴正月中　　相火三焦少阳通
子丑偏引望月式　　目痛耳聋喉痹松

东北而起　侧伸左臂　阴掌负阳　侧与肩齐
目随掌行　指尖存意　转压右掌　掌行目移
左转颈项　悠悠少息　两尖相对　一线肩鼻
昂首而瞻　如望月犀　俯首拔背　观海无极
头颈还原　右转正脊　四十五度　双臂平齐
似鸟翔翔　目视天际　沉肩坠肘　双手覆膝
目视下方　自然呼吸　反向导引　其法如一
左右交错　反复修习　鹤首龙头　妙运玄机

注1：掌行目移。手掌移动过程中，目光要注视手掌。

注2：如望月犀。有如犀牛望月一般。从外形而言，是指昂头望月的动作有如犀牛望月；从内景理论而言，肺在五脏之中居位最高，主气而色白，故借"月"乃言肺气之象也。

注3：鹤首龙头。抬头伸颈，如鹤昂首，故名鹤首；低头伸项，力达头顶，如龙角之力，故曰龙头。鹤首炼体前阴脉，龙头炼体后阳脉，俯仰之间、头顶太极，此皆内家修炼之密也。详见笔者《唤醒你的身体——中医形体导引术》一书有关"颈项式"的论述，此处从略。

三、导引

1.正身端坐，两手覆按两膝。

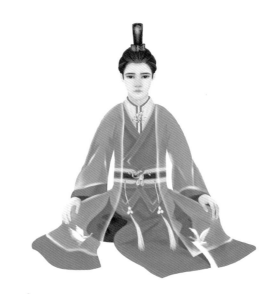

2.左臂向左伸展成侧平举，掌心向下，同时头颈左转，目视左掌。

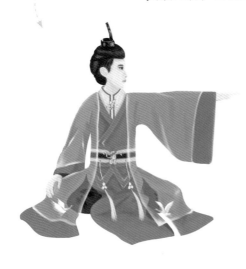

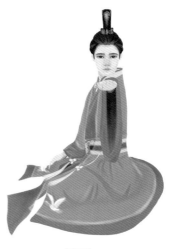

正面　　　　　　　　　　侧面

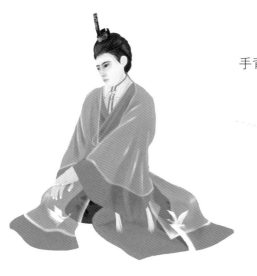

3.左掌经体前划弧，轻按于右手背，目视左掌。

4.头颈左转至极限，目视左侧。

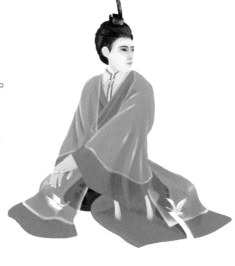

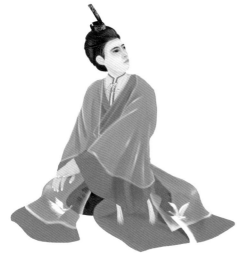

5.下颌向上抬起，如昂头望月，目视远方。

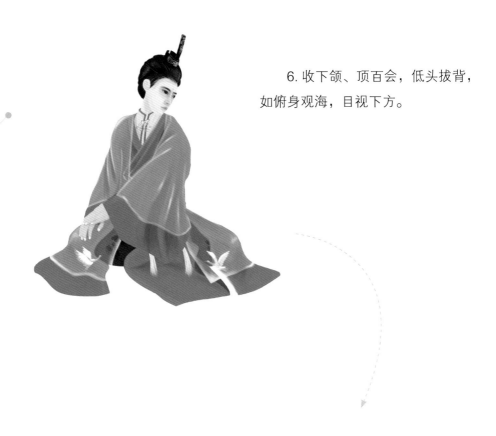

6. 收下颌、顶百会，低头拔背，如俯身观海，目视下方。

7. 百会领动，头颈竖直，目视左侧。

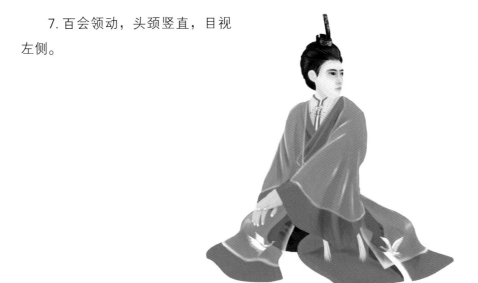

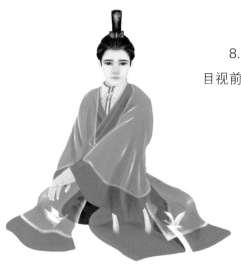

8. 头颈转回正前，
目视前方。

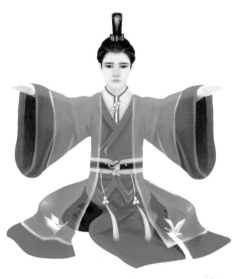

9. 两臂分别向体前左右
45° 侧伸至与肩相平，掌心
向下，目视前方。

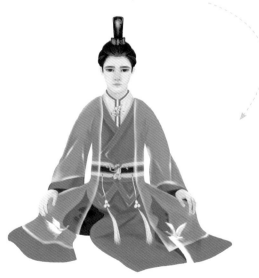

10. 沉肩、坠肘、松腕、舒
指，两臂下落、两手还原至覆
按两膝，目视前下方，呼吸自
然，全身放松。

11. 进行对侧练习，动作相同，左右方向相反。

12. 左右各做一次为一遍，共做三遍。

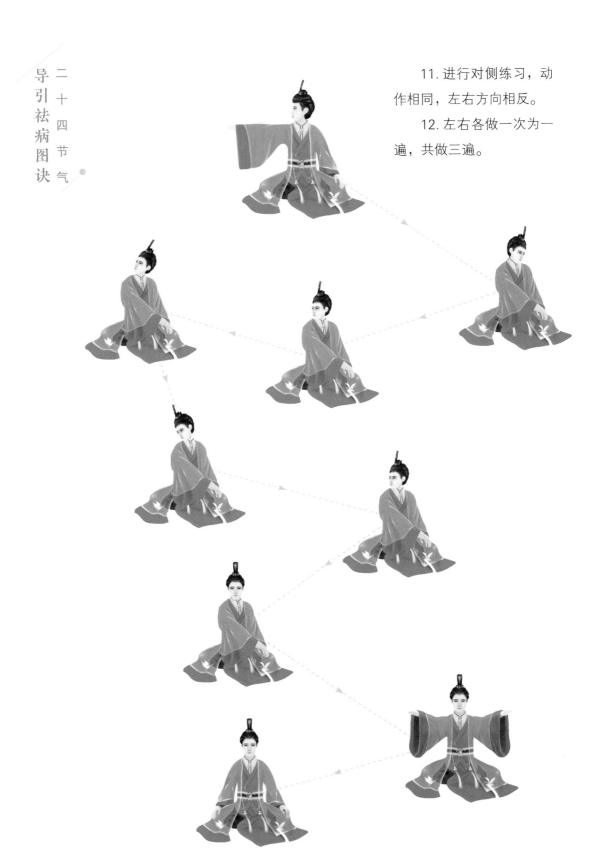

四、学修及主治一览表

导引	雨水昂头望月式
时间	23：00—03：00
方向	东北方
姿势	盘坐式
起始	左手中指带动左臂向左侧伸至与肩相平，掌心向下，头颈左转，向右划弧，轻搭右手上……
重点	1. 头左右侧转至最大幅度时，力求鼻尖与肩尖两尖相对； 2. 昂首时下巴向远拉伸再向上，俯首时收下巴，提耳根劲，且在过程中保持两尖相对
难点	在两尖相对、下巴往远拉伸的状态下抬头和低头
体会	头颈左转时拔伸，昂头时进一步再拔伸，低头时再进一步拔伸
功用	调节肝气运行，和畅气机升降
主治	头痛、头晕、颈项痛、肩臂痛以及咽喉肿痛、耳鸣、耳聋、目痛等
旁通	峨眉十二庄·之字庄的三尖相对、昂头竖项，及龙字庄、鹤字庄的鹤首龙头，少林达摩易筋经的九鬼拔马刀、卧虎扑食

第三式　惊蛰握固炼气式

一、述义

惊蛰，是二十四节气中的第三个节气，也是春季的第三个节气，一般是从每年的 3 月 5 日前后开始，到 3 月 20 日前后结束。惊蛰，古代也称为启蛰，意为"蛰伏"了一个冬季的动植物全部开启了生长模式。此时地面"阳气"逐渐上升，与天空较冷的"阴气"交汇，偶因冷热空气骤然相交而生成"雷"，故"春雷响，万物长"。

从人体的生理学角度来看，握固炼气式通过握固以及展肩、扩胸、收腹、提肛、闭气等一系列导引方法，促使体内原有的"先天真气"与吸入体内的"后天清气"在胸中交汇融合，进而起到"后天"滋养"先天"的作用，达到肺肾并练、心肾并练、肝肺并练、脾胃并练的效果，这些都统属于丹医、丹功中所讲降龙伏虎、水火既济、金水相生的理论和方法；而从人体的病理学角度来看，咳嗽、打喷嚏、颤抖的机理都与自然界"打雷"之理相通。

惊蛰握固炼气式，主要锻炼手阳明大肠经，以及与之相表里的手太阴肺经和下肢的同名经足阳明胃经。肺与大肠相表里，司呼吸而主一身之气。"握固"具有安魂定魄、疏肝理气的作用，通过展肩、冲拳等动作的练习，还可以起到促进手阳明大肠经与手太阴肺经"表里"两条经脉气血的交汇运行。逆腹式呼吸、闭气及扩胸等练习方法，可有效提高肺活量、增强体质，达到补肺、益气的功效。

大肠居于五脏六腑之下，主运化糟粕与排泄。惊蛰握固炼气式，收腹、提肛、收提三阴的练习方法，不仅有助于促进肠胃蠕动，改善便秘、腹泻，同时还可以起到补气、强肾以及改善遗尿、大便失禁等症状的作用。

经常习练惊蛰握固炼气式，可以有效防治口干、咽喉肿痛、面目浮肿、声音暴哑、头痛、牙龈肿痛、视物模糊、怕光，以及胸闷、心慌、气短、心悸、怕冷、咳嗽、哮喘、背痛、痔疮等。

二、口诀

惊蛰握固炼气式

惊蛰厥阴二月节　　燥金阳明大肠偕

丑寅握固升丹气　　腰膂肺胃苗窍撷

面东而始　起于小指　四十五度　左右展翅

握固成拳　安排五指　两臂外旋　曲肘垂直

拳眼向上　拳心相持　目视前方　略微停滞

后推两肘　动作依次　收腹扩胸　展肩含之

收缩颈项　如寒鸡势　提肛缩肾　上方而视

头颈手臂　还原松弛　两臂前伸　与肩平至

下颌内收　百会顶支　力达拳面　渊淳岳峙

曲肘收臂　回归原式　三复其法　收功而止

注1：握固。是传统导引养生术中一种常用的手势，是将大拇指内屈，指尖轻轻点压在无名指指根横纹处（此处乃肝之风窍），其余四指握拢成拳。古人认为握固可以"拘魂门，制魄户，名曰握固，与魂魄安门户也。此固精、明目、留年、还白之法，若能终日握之，邪气百毒不得入。"

注2：腰膂。膂，lǔ，脊背。腰膂，腰背。

注3：如寒鸡势。寒鸡势有两重含义：一是寒冬季节的鸡因寒冷颈项收缩，一腿独立支撑身体、另一只腿缩进羽毛中，反复交替，但身体仍平衡；二是谐音"含机"待发之意。这里的寒鸡主要指颈项，不包括下肢动作。

注4：提肛缩肾。指的是收紧前后二阴。即采取逆腹式呼吸的方法，吸气时小腹内收，但在吸入的气布于胸腔时，要有节度地控制，先纳气到膻中，再缓升到华盖而不能超过缺盆，当气升满膻中、华盖时，立即轻轻一提肛门和生殖器，收闭会阴穴以使上升之真气不下降。

三、导引

1. 正身端坐，两手覆按两膝。

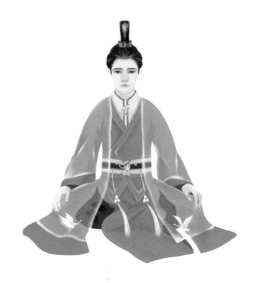

2. 小指带动两臂分别向左右45°侧伸至与肩平，同时两臂内旋，掌心向外，小指在上，拇指在下，目视前方。

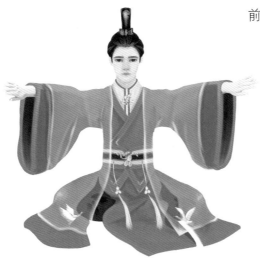

正面

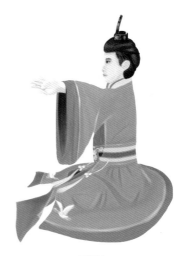

侧面

3. 拇指内屈并轻抵无名指根"风窍",其余四指依次"握固"成拳,同时两臂外旋掌心相对,并屈肘收臂于身体两侧,拳眼向上。

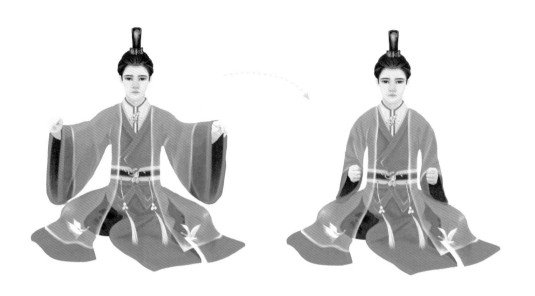

4. 两肘后顶,依次展肩扩胸、收腹提肛、含肩缩项,目视前上方,略停。

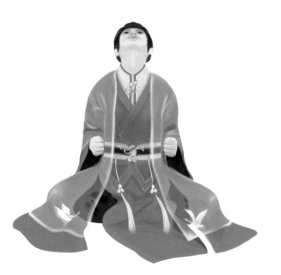

正面

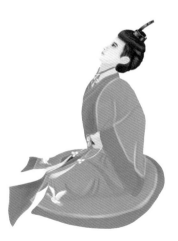

侧面

5.头颈竖直，全身放松，目视前方。

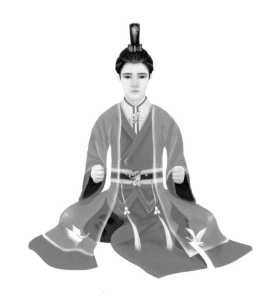

6.两臂前伸至与肩平，力达拳面，同时收下颌、顶百会、收腹提肛，目视前下方，略停。

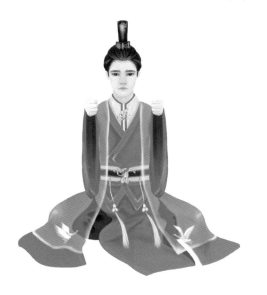

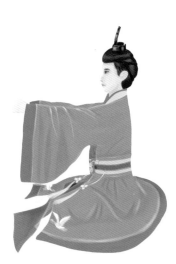

正面   侧面

7. 头颈竖直，屈肘收臂，全身放松，目视前方。

8. 重复动作 4 ~ 7 为一遍，共做三遍。

9. 两拳由小指依次伸直变掌，同时两臂内旋并带动手臂分别向体前左右 45° 侧伸至与肩相平，小指在上，拇指在下，掌心向外，目视前方。

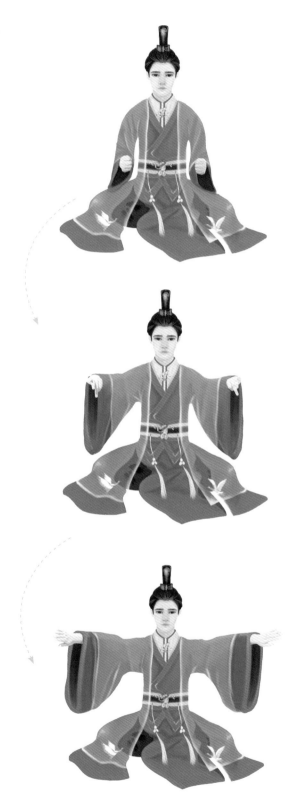

10. 两臂外旋，转掌心向下。

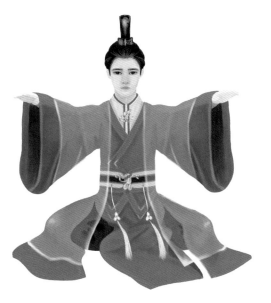

11. 沉肩、坠肘、松腕、舒指，两臂下落、两手还原至覆按两膝，目视前下方，呼吸自然，全身放松。

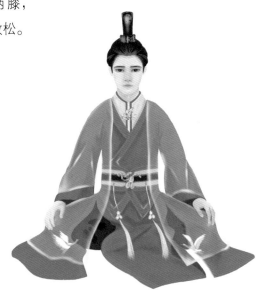

四、学修及主治一览表

导引	惊蛰握固炼气式
时间	01：00—05：00
方向	东方
姿势	盘坐式
起始	小指中指带动两臂向左右45°方向侧伸至与肩相平，边旋臂边握固，屈肘收于身体两侧……
重点	1. 两肘后伸，扩胸展肩，含肩缩项，收腹提肛，次第完成； 2. 两臂前伸，收腹，缩胸拱背，收下巴，提三阴
难点	外部动作导引内部呼吸
体会	两臂前伸时，和缩胸拱背形成三条直线拉伸；握固时手指用力，而胳膊不用力，体会用最小的力量做最大的动作
功用	增强体内外气体的交融，培补先天真气
主治	腰背疼痛、颈项疼痛、肺病、肝病、咽喉肿痛、头痛、牙痛、鼻病，以及胸闷、心慌、气短、心悸、怕冷、咳嗽、哮喘、痔疮、背痛
旁通	峨眉十二庄中的描太极、袖底劲、含肩缩项，峨眉六大专修功的重锤功，六字诀的呬字诀

第四式　春分排山推掌式 🔗

一、述义

春分，是二十四节气中的第四个节气，也是春季的第四个节气，一般是从每年的3月20日前后开始，至4月5日前后结束。春分，是一年之中阴阳最为平衡的一个节气，此时气候平和、昼夜相等，故成为历代养生家最为重视的节气之一。

对于人体而言，此时应使肝肺平衡、心肾相交、以平为期、以和为贵而与春分之气相应。所以春分导引术中的动作都讲求中正平和，无论左转还是右转，都要求正前正后、正左正右，并要求转头与推掌相互制约、相互牵引，其理即源于此。

春分排山推掌式，主要锻炼手阳明大肠经，可以进一步促进手阳明大肠经与手太阴肺经气脉、足阳明胃经气脉的交汇运行，使气血阴阳、饮食纳受与排泄达到平衡。

长期习练春分排山推掌式，可以有效防治胸闷、胸痛、肩背痛，以及齿痛、颈项肿痛、耳鸣、耳聋、臂痛、咳嗽、哮喘等。

二、口诀

春分排山推掌式

春分二月二少阴		阳明大肠属燥金	
丑寅回头排山掌		益肺调肝阳与阴	
功向东方	侧伸双掌	小指向上	掌与脐当
顺势外旋	划弧悠长	捧于腹前	掌心向上
缓缓上托	膻中相望	落肘夹肋	肩前立掌
展肩扩胸	气布玉堂	沉肩送臂	缓缓推掌
转颈左顾	气势阳刚	舒腕伸指	目视前方
沉肩垂肘	收回臂掌	立掌肩前	一如既往
推掌向前	转顾右方	反向导引	动作如常
肘开太极	回复阴阳	归元静坐	春分之纲

三、导引

1. 正身端坐，两手覆按两膝。

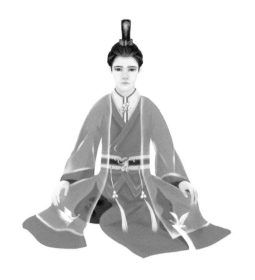

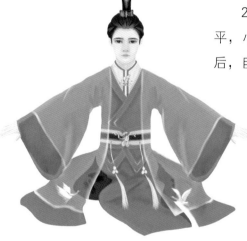

2. 两臂侧伸至掌心约与肚脐相平，小指在上、大指在下、掌心向后，目视前方。

3. 两臂外旋并向前划弧，然后屈肘收臂、两掌捧于腹前，掌心向上，指尖相对。

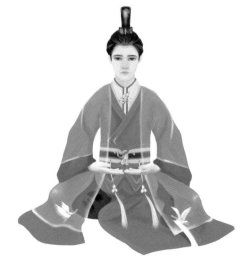

4. 两掌缓缓上托至胸前约与两乳同高。

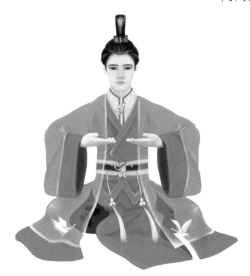

5. 落肘夹肋，顺势立掌于肩前，掌心相对，指尖向上。

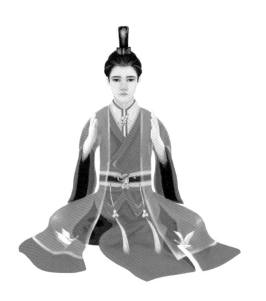

正面

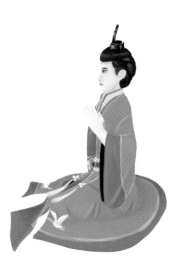

侧面

6. 先展肩扩胸，再沉肩、伸臂、推掌，两臂平行，与肩同高，掌心向前、力达掌根；同时头颈左转，目视左侧。

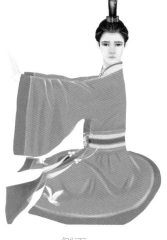

侧面

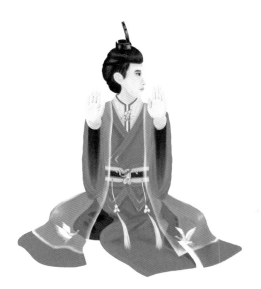

正面

7. 指尖远伸，转掌心向下、指尖向前，同时头颈转回正前，目视前方。

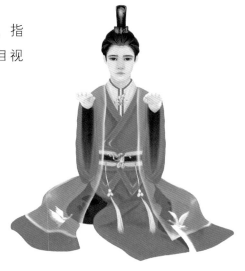

8. 沉肩、坠肘、松腕，臂掌收至肩前。

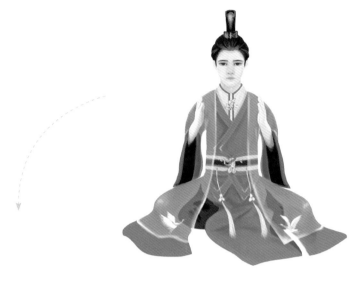

9. 立掌、展肩、推掌、头颈右转，动作同前，方向相反。

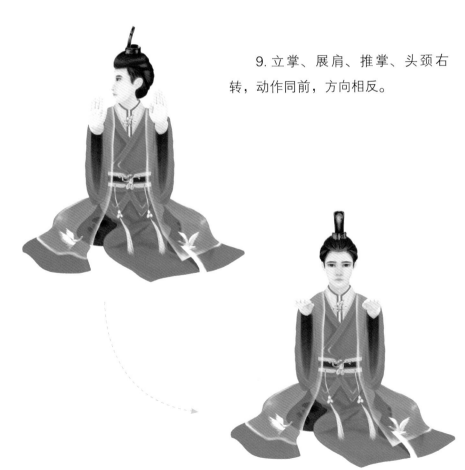

10. 头颈左右转动各一次为一遍，共做三遍。

11. 立掌肩前，然后抬肘至与肩平，掌心向下，指尖相对，目视前方。

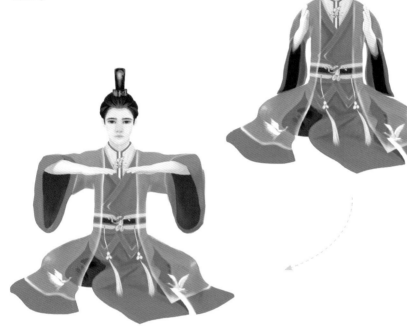

12. 两掌缓缓下按至腹前。

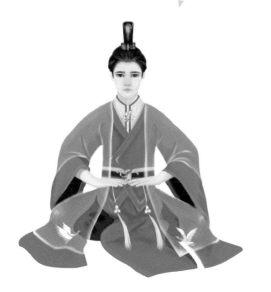

13. 两臂分别向体前左右45°侧伸至与肩相平，掌心向下，目视前方。

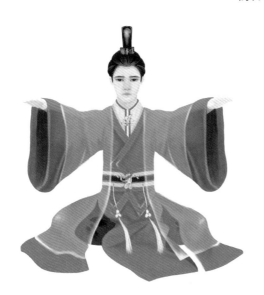

14. 沉肩、坠肘、松腕、舒指，两臂下落、两手还原至覆按两膝，目视前下方，呼吸自然，全身放松。

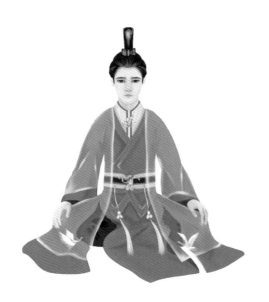

四、学修及主治一览表

导引	春分排山推掌式
时间	01：00-05：00
方向	东方
姿势	盘坐式
起始	小指中指带动两臂侧伸，至与脐平，旋臂向前划弧，捧于腹前……
重点	1. 推掌时，以小指一侧引领，推到一半时转掌转头，掌根用力，头与身体对拔； 2. 推掌、收掌之力皆发于肩
难点	1. 转掌后，掌根与肩两点对拔，两臂放松； 2. 转掌和转头同步进行、动作协调
体会	通过对拔拉伸，将肩部力量和背部气血传到臂、掌、指
功用	提升阳气，调和肝肺，补益心肾
主治	胸闷、胸痛、肩背痛、臂痛、齿痛、颈项肿痛、耳鸣、耳聋，以及咳嗽、哮喘等
旁通	武当太极十三式的推山掌，少林达摩易筋经的出爪亮翅势，六字诀的呬字诀，八段锦的起势动作

第五式　清明开弓射箭式

一、述义

清明，是二十四节气中的第五个节气，也是春季的第五个节气，一般是从每年的 4 月 5 日前后开始，到 4 月 20 日前后结束。清明时节，气候渐温，天清地明，风和日暖，草木茂盛，春意浓浓。正如古人所说："万物生长此时，皆清洁而明净，故谓之清明"。

对于人体而言，足厥阴肝经属阴木，足少阳胆经属阳木。与自然界之草木相类，肝喜条达疏畅，而恶抑郁，故在清明时节练习本导引术，不仅可以升发肝胆之气、调和肝肺，而且可以调畅情志、疏解郁滞，与自然界升发之气相应。

清明开弓射箭式，主要锻炼手太阳小肠经、手少阴心经，并有促进足少阳胆经、足厥阴肝经气脉运行的作用。本导引术中，"射箭"手侧推及"五指反描太极"的练习，均以小指一侧引领动作，可以有效促进手太阳小肠经与手少阴心经气脉的交汇运行。而头面侧转及手臂平伸如"射箭"之式，可促进足厥阴肝经之气上升出表；同时另一手臂弯曲如"开弓"之式，可使足少阳胆经之气下降入里。左右交替练习，可促进肝胆之气的升降出入。头面侧转及开弓射箭的姿势，还具有调气练肺以防止肝胆气脉升降失调的作用。

长期习练清明开弓射箭式，可以有效防治腰病、肾病、肠胃病、咽喉肿痛、颈项痛、肩臂痛，以及头痛、胸闷、心慌、气短、指尖怕冷、麻木等。

二、口诀

清明开弓射箭式

清明三月少阴看		太阳小肠经水寒	
丑寅挽弓伏龙虎		益肾胃肠腰颈肩	
面向东南	展臂如雁	与肩齐处	竖掌翩翩
继续上升	力达指尖	仰首搭腕	右后左前
屈肘收臂	指掌内翻	掌心向内	落于胸前
右变虎爪	如后拉弦	左掌侧推	指尖向前
目注左掌	张弓搭箭	指描太极	力贯指尖
双臂一字	掌心向前	头颈转正	目视天边
对侧练习	反复三遍	功行圆满	落掌胸前
分掌侧伸	渐至平肩	沉肩坠肘	次第还原

三、导引

1.正身端坐，两手覆按两膝。

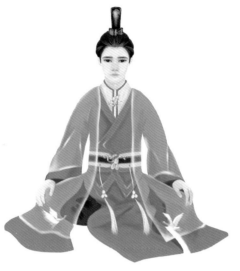

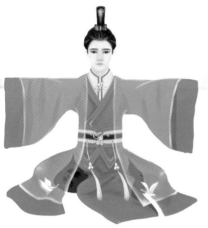

2.中指带动两臂向左右侧伸至与肩相平，掌心向前，目视前方。

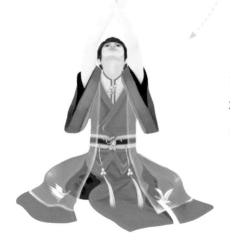

3.两臂继续向上伸展至头顶上方，手腕交叉，左手在前（掌心向右），右手在后（掌心向左），抬头，目视两掌。

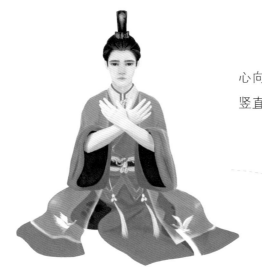

4. 屈肘收臂，两掌收至胸前，掌心向内，同时收下颌、顶百会，头颈竖直，目视前方。

5. 右手五指张开成"鹰爪"再屈握成虎爪，并向身体右侧拉伸；同时，左掌向左侧平推，小指在上、大指在下，掌心向左、指尖向前，头颈随之左转，目视左掌。

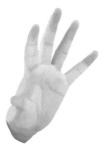

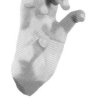

"鹰爪"　　　"虎爪"

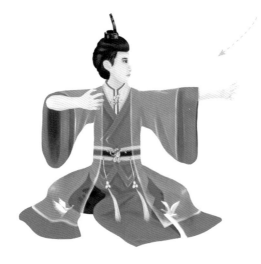

正面

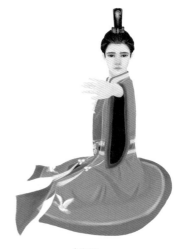

侧面

6. 左掌从小指开始依次尽力伸展，并转掌心向前、指尖向左；同时，右手也从小指开始依次伸展成掌，掌心向内、指尖向左；左掌根与右肘尖对拔拉伸，两臂如开弓射箭之状，指掌张开，力达指尖。

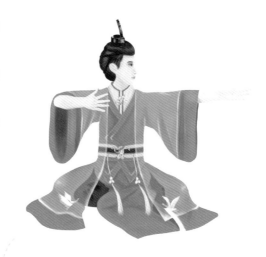

7. 右臂向下、向右伸展，两臂成一字，掌心向前。

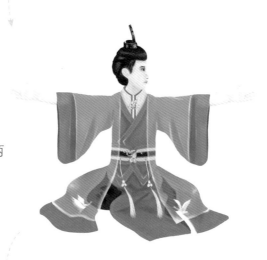

8. 头颈转正，目视前方。

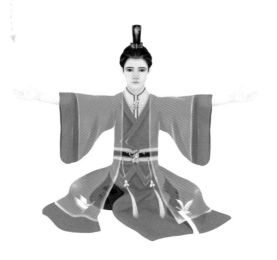

9. 重复动作 3 ~ 8，动作同前，方向相反。

10. 左右各做一次为一遍，共做三遍。

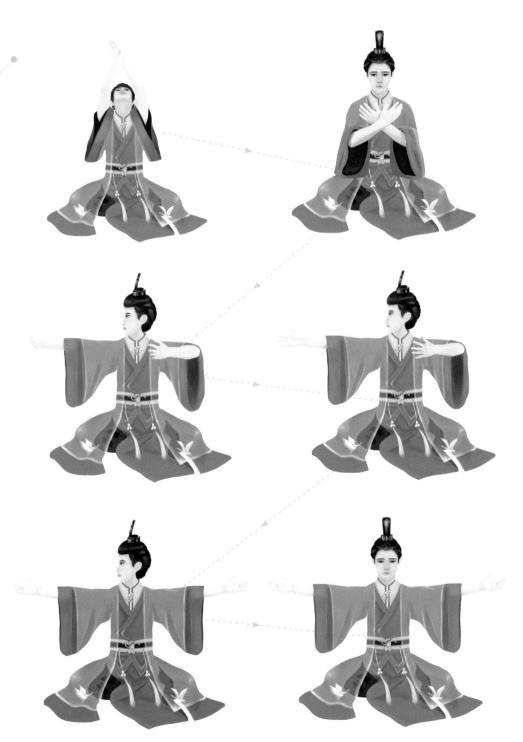

11. 接上式，两臂上举两手手腕交叉，左手在前（掌心向右），右手在后（掌心向左），随之抬头看手。

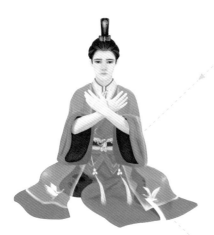

12. 接上式，屈肘、落臂、收掌至胸前，同时两臂外旋，转掌心向内，头随之还原，目视前方。

13. 两掌分开，两臂分别向体前左右45°侧伸至与肩相平，掌心向下，目视前方。

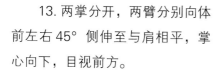

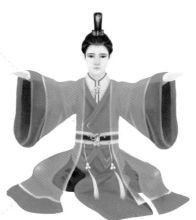

14. 沉肩、坠肘、松腕、舒指，两臂下落、两手还原至覆按两膝，目视前下方，呼吸自然，全身放松。

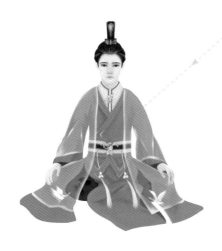

四、学修及主治一览表

导引	清明开弓射箭式
时间	01：00-05：00
方向	东南方
姿势	盘坐式
起始	中指带动两臂侧伸至与肩相平，同时旋臂转掌心向前，中指继续带动两臂向上，两掌在头顶上方"搭腕"，右后左前……
重点	1. 抬头时，体会头部由两臂牵引、带动而起； 2. 开弓射箭时，弓手肘尖与箭手掌根对拔； 3. 指描太极，内劲力达指尖
难点	两臂一屈一伸、一松一紧的配合，特别是两手的协调用力
体会	屈伸、松紧、消耸、转侧环环相扣、势势相连
功用	疏肝利胆、益气养肺，调畅气血
主治	腰痛、肾病、肠胃病、咽喉肿痛、头痛、颈项痛、肩臂痛，以及胸闷、心慌、气短、指尖怕冷、麻木等
旁通	峨眉十二庄中小字庄的弯弓射日月，八段锦的左右开弓似射雕

第六式　谷雨托掌须弥式

一、述义

谷雨，是二十四节气中的第六个节气，也是春季的最后一个节气，一般是从每年的 4 月 20 日前后开始，到 5 月 5 日前后结束。谷雨是"谷得雨而生""雨生百谷"的意思。谷雨时节，地气渐温，天气渐热，阳光雨露，不但滋生万物，还使万物保持蓬勃的生机。

对于人体而言，体内的气，犹如大自然的阳光，温煦着全身各部；而全身的血液、水液则有如大自然中的雨露，它们的作用就像雨水滋润庄稼、作物一样，具有濡养身体、延续生命的重要作用。丹医理论认为：肝脏具有疏泄、藏血、养筋的作用，而脾胃则为气血生化之源。疏肝利胆、和胃健脾，非常有利于全身气血的滋生与布散。因此，在谷雨时节，除了加强肝胆之气升发的练习，还应该加入促进脾胃运化功能的练习。

谷雨期间雨水增多，湿气开始增大，人体与之相应，往往会出现食欲减退的状况，需要健脾祛湿。托掌须弥式中，两手呈须弥掌，一手上托，可以条达胁肋肝木气机；一手熨贴于乳下，不仅可以调控气机的升降，而且可以提升中气，达到补益心脾的功效。动作中左右转项需要提"耳根劲"来锁住气机，使其升而不过，从而达到升中有降、升降一如的内景导引效果。古人云"谷雨，谷得雨而生也"。谷雨季节农作物得雨而生，托掌须弥式正如种子萌芽后的生长状态，应和了自然界的状态与变化。

谷雨托掌须弥式，主要锻炼手太阳小肠经，以及手少阴心经、足太阳膀胱经等。小指一侧为手太阳小肠经与手少阴心经循行部位，掌心劳宫穴为手少阴心经与手厥阴心包经交汇之处。本式中手掌在乳下胸胁部位托掌、熨贴、翻掌，都是以小指一侧及掌心为要，所以可促进手太阳小肠经与手少阴心经气脉的交汇运行。而举臂托掌与转头的动作，有利于手太阳小肠经与足太阳膀胱经气脉的交汇运行。

手臂上举及转头的动作，有利于肝气升发，能起到疏肝解郁的作用，并可使丹田真气升至胸中，与吸入胸中的大自然之气交汇融合。手臂下落及头面转正的动作，可使肝气下降而入里，并使胸中充分交汇融合之后的真气下降而还于丹田。手掌熨贴于乳下诸穴，既可以使手掌及劳宫温和之气输入该穴及体内，起到"温补"的作用，又可以起到防止肝气上升太过而造成气逆的不良反应与症状。

长期习练谷雨托掌须弥式，可以有效防治脾胃病、目疾、鼻病、咽喉肿痛、肩臂痛、掌心热，以及头颈痛、胁肋胀痛、心病、肝病、乳房病、抑郁症等。

二、口诀

谷雨托掌须弥式

谷雨少阴三月明　　寒水太阳小肠经
丑寅托举须弥掌　　疏肝和胃热痛停

须弥之山　壮哉阳刚　坐向东南　右起两掌
左阳右阴　乳下偎傍　头颈右转　目顾指上
左掌内翻　贴乳下方　右立须弥　意在指掌
上举右臂　左视决决　势定神凝　气象昂扬
徐徐吐气　外翻左掌　右臂缓落　侧伸立掌
目与掌随　悠悠相傍　舒腕伸指　侧平身旁
还原再起　反向三章　谷雨导引　以此为尚

三、导引

1.正身端坐，两手覆按两膝。

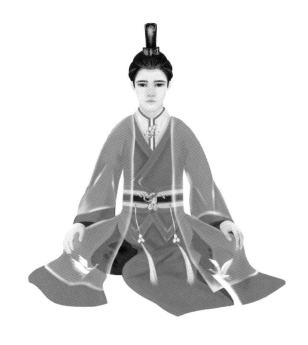

2. 右臂侧伸至与肩相平，掌心向下，指尖向右；左掌随之抬起并置于右乳下约 3 ~ 5cm，小指一侧轻贴乳下，掌心向上，指尖向右；同时头颈右转，目视右手指尖。

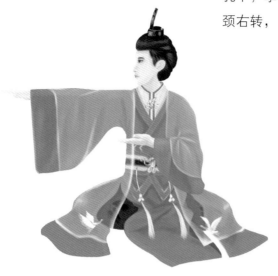

3. 右掌中指带动成立掌，掌心向右、指尖向上；同时左掌内翻，掌心轻贴右乳。

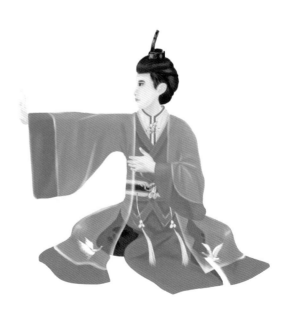

4.右掌掌根远伸并直臂上托至头顶上方，掌心向上，指尖向左，头颈随之左转，目视左侧。

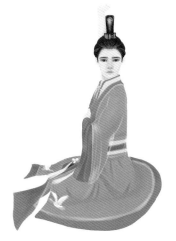

侧面

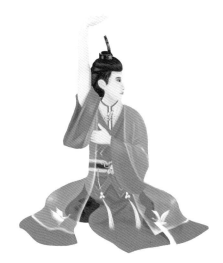

正面

5.左掌外翻成掌心向上。

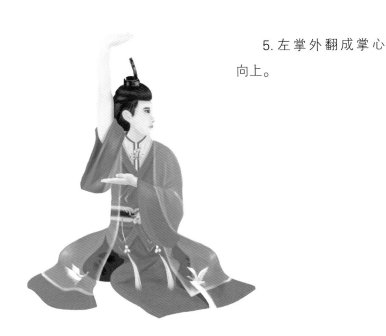

6.右掌侧推并直臂下落至与肩相平，掌心向右、指尖向上，同时头颈右转，目视右掌。

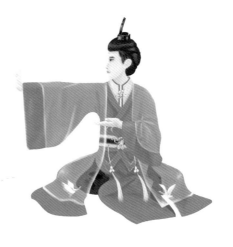

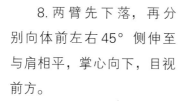

7.中指带动，右掌指尖远伸成掌心向下、指尖向右。

8.两臂先下落，再分别向体前左右45°侧伸至与肩相平，掌心向下，目视前方。

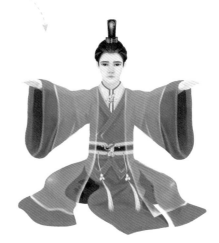

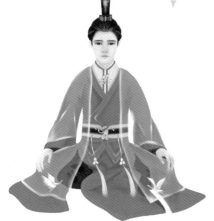

9.沉肩、坠肘、松腕、舒指，两臂下落、两手还原至覆按两膝，目视前下方，呼吸自然，全身放松。

10. 两掌向左侧抬起做左侧练习，动作同前，方向相反。

11. 左右各做一次为一遍，共做三遍。

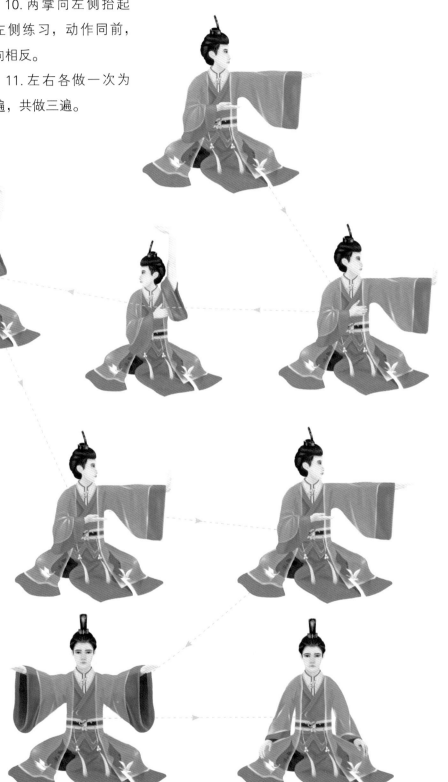

四、学修及主治一览表

导引	谷雨托掌须弥式
时间	01：00—05：00
方向	东南方
姿势	盘坐式
起始	右臂向右侧伸至与肩相平，左臂抬至右乳下，左掌向上、右掌向下，头颈右转……
重点	1. 转头时，体会手掌上举至能拉伸到身体时再转头； 2. 手臂向上托举时，立掌、伸臂、托举、转头，依次进行；手臂下落时，先将乳下手掌外翻放平，再直臂下落、转头、舒腕、伸指、两臂下落，须依次完成
难点	肢体的屈伸、锁钥（置于乳下之手有钥匙的作用，影响动作中的气机升降）、松紧、转侧，节节导引
体会	通过动作依次完成而引发形体、呼吸、气脉、情感各方面的"微妙"变化
功用	疏肝利胆、健脾和胃，舒筋活络，调畅气血
主治	脾胃病、鼻病、咽喉肿痛、肩臂痛、掌心热，以及头颈痛、胁肋胀痛、心病、乳房病、抑郁症等
旁通	峨眉五脏小炼形·肝脏小炼形，少林达摩易筋经的第三势

第七式　立夏足运太极式

一、述义

立夏，是二十四节气中的第七个节气，也是夏季的第一个节气，一般是从每年的 5 月 5 日前后开始，到 5 月 20 日前后结束。立夏，就是夏季的开始。立夏之后，阳气逐渐增长，阴气逐步消散，白天逐渐延长，天气逐渐转热，植物生长也进入了茂盛期，所以古人说："夏三月，此谓蕃秀，天地气交，万物华实。"另外，民间谚语有云："立夏不下，犁耙高挂""立夏无雨，碓头无米"，意思是说如果在立夏时节没有雨水，则会影响到秋季的收成。由此可知，立夏虽然属于"阳"的节气，但一定要有属于"阴"的雨水来进行调节，才能够平衡阴阳而利于万物。

丹医理论认为，对于人体而言，手属心而属火、属阳，与夏相应；足属肾而属水、属阴，与冬相应。在立夏足运太极式中，采用了手脚并练而更加侧重腿与脚的练习，正是体现了补肾养心、以水济火、阳中练阴、阴中练阳的理论和方法。

立夏足运太极式，主要锻炼手厥阴心包经，以及足厥阴肝经、足太阴脾经、足少阳胆经等。本式中，两手交叉抱膝、两掌心贴在两膝眼及膝关、阴陵泉、阳陵泉等穴上，将意念集中在两掌心，使掌心发热并通过上述穴位向腿部内侧传导。通过这样的练习，可以促进手厥阴心包经与足厥阴肝经（膝关）、足太阴脾经（阴陵泉）、足少阳胆经（阳陵泉）的气脉交汇运行，并且对于改善和治疗各类膝关节病变及症状都有很好的效果。

长期习练立夏足运太极式，可以有效防治腋下及臂肘肿痛、手心热，以及胸闷、胸痛、心悸、心烦、膝痛、足踝疼痛等。

二、口诀

立夏足运太极式

立夏四月少阴主　　厥阴心包络风木

寅卯掣膝运两足　　腋肿手热湿滞除

面向东南	两腿前出	膝上覆手	胸含脊竖
右腿屈膝	自然踏足	左继盘屈	踵会阴处
十指交叉	右膝少驻	抱膝至胸	足下空无
微收下颔	拔伸脊柱	右足翕张	上勾下努
各自略停	如此三复	右上左下	划圆三度
反向施为	亦合其数	内外太极	谁知妙处
松手落脚	伸腿如故	如起势时	左右交互

三、导引

1.正身平坐，两腿前伸，两手
覆按两膝，竖脊正身，目视前方。

2.右腿屈膝内收，脚掌踏地。

3.左腿屈膝盘腿，足跟靠近会
阴部。

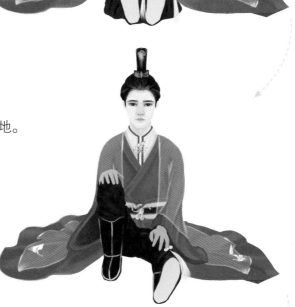

113

4.两手十指交叉相握，掌心扶按
于右腿膝眼处。

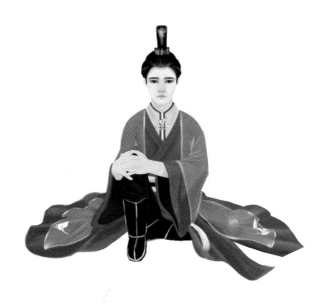

5.两手抱膝收至胸前，脚掌离
地，收下颌、顶百会，拔伸脊柱。

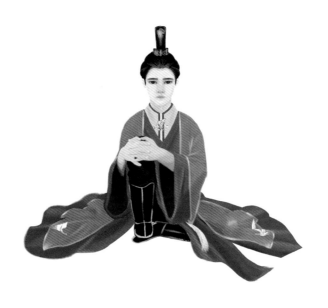

6. 右脚尖尽力向上勾，略停；右脚尖尽力向下伸展，脚背绷直，略停；重复以上动作三次。

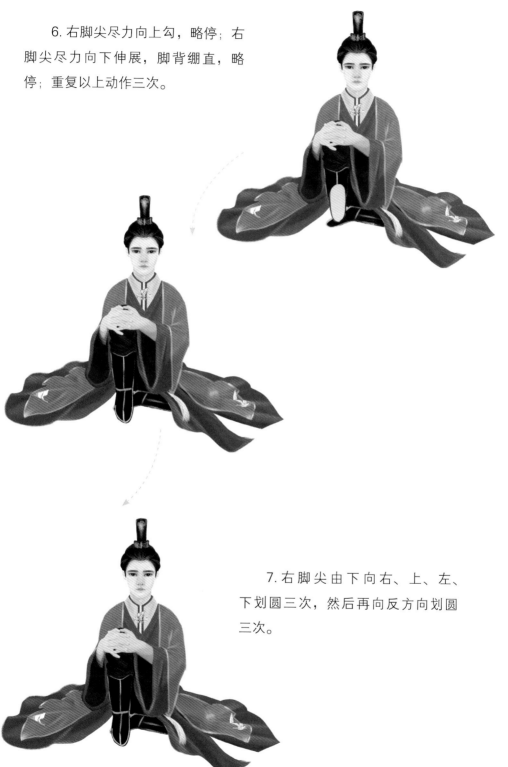

7. 右脚尖由下向右、上、左、下划圆三次，然后再向反方向划圆三次。

8.右脚踏地，依次松两手、伸左腿、伸右腿，还原平坐，两手覆按两膝，目视前方，呼吸自然，全身放松。

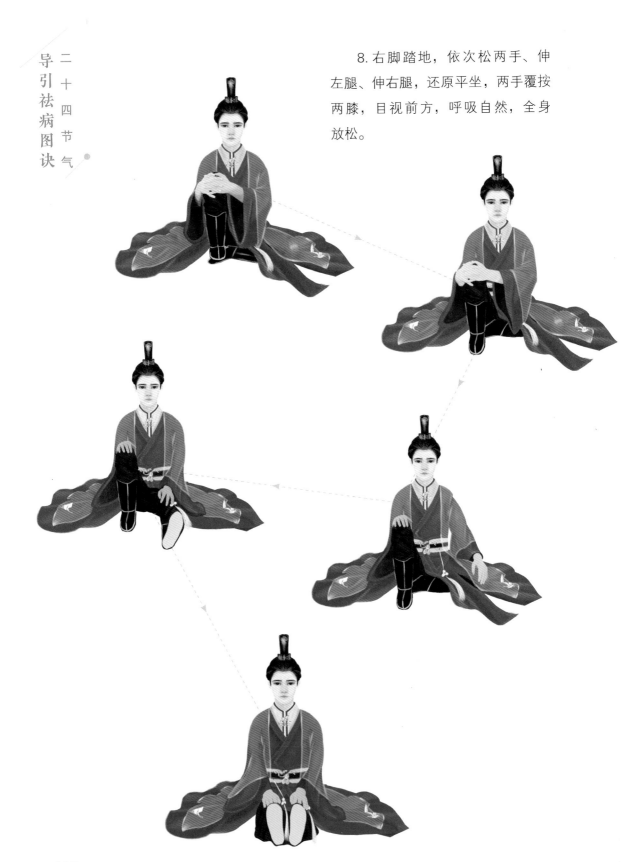

9.进行对侧练习，动作同前，方向相反。

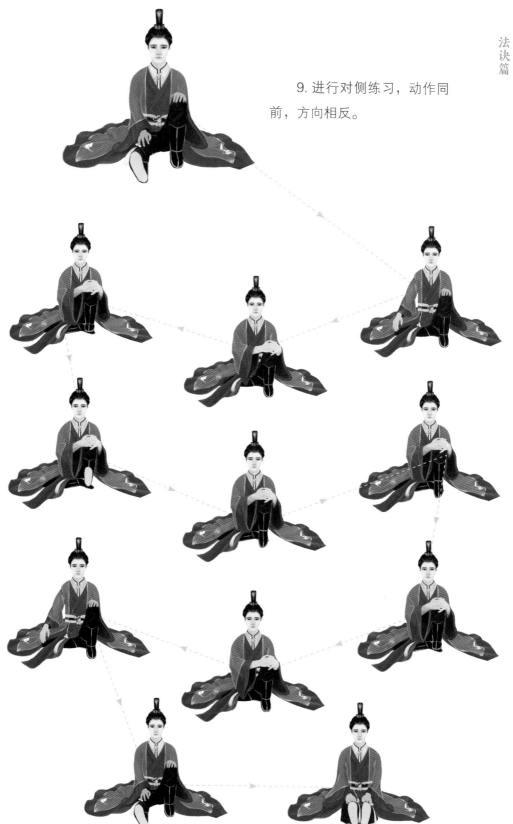

四、学修及主治一览表

导引	立夏足运太极式
时间	03：00-07：00
方向	东南方
姿势	平坐式
起始	平坐，右脚踏地，左腿盘屈，十指交叉扶按于右腿膝眼……
重点	1. 两手按膝，体会手的热力向膝关节内部传导； 2. 脚尖进行最大幅度的勾、伸及内、外转太极
难点	除手、足外，身体其他部位保持放松、不动
体会	随着练功的深入，体会一个指头或脚趾微小的动作也会引发全身气血运行的变化
功用	补肾养心，以水济火，阳中练阴、阴中练阳
主治	腋下肿痛、臂肘拘挛疼痛、手心热，以及足踝疼痛、膝痛、足冷、胸闷、心烦等
旁通	峨眉十二庄中天字庄的腿分八法，心字庄的地盘腿势，峨眉六大专修功之虎步功

第八式　小满单臂托举式

一、述义

　　小满，为二十四节气中的第八个节气，也是夏季的第二个节气，一般是从每年的 5 月 20 日前后开始，到 6 月 5 日前后结束。小满时节，自然界阳气开始逐渐旺盛，北方地区麦类等夏熟作物的籽粒开始逐渐饱满，但还没有真正成熟，所以把这段时期叫作小满。

对于人体而言，此时若能够顺势升提心阳之气，则可收到事半功倍的效果。如果人体心阳不振，气虚血亏，或者情绪激动、劳累、受寒等，可造成气滞血瘀；而心与小肠相表里，心血瘀阻，不仅经常出现肩背疼痛，同时亦会影响小肠的消化吸收功能。故小满单臂托举式的练习，不仅有利于手少阴心经、手厥阴心包经、手太阳小肠经、手少阳三焦经等经脉的运行，亦可消除阴阳经的偏盛偏衰之弊。

小满单臂托举式，主要锻炼手厥阴心包经，以及足厥阴肝经等。本式中，中指领动、伸臂托掌的动作，可以提升手厥阴心包经以及足厥阴肝经的气脉，并促进两条经脉的交汇运行，改善血液循环、增强心脏功能。

长期习练小满单臂托举式，可以有效防治肺病、胸胁支满、心悸不安、面红、掌中热，以及心病、肩臂痛、胃病、消化不良等。

二、口诀

小满单臂托举式

小满四月少阳三　厥阴心包风木焉
寅卯正坐按托举　胸胁支满心憺憺

面向东南	盘腿为起	展肘鼓翼	掌按双膝
右掌上穿	前经躯体	顶上托举	气满天地
松肩坠肘	动作迤逦	旋臂转掌	下落经体
右掌还原	扶按右膝	目视前方	调理呼吸
易右为左	如前修习	左右轮流	三番一毕
伸臂展翼	与肩平齐	沉肩坠肘	还原归一

三、导引

1.正身端坐，两手覆按两膝。

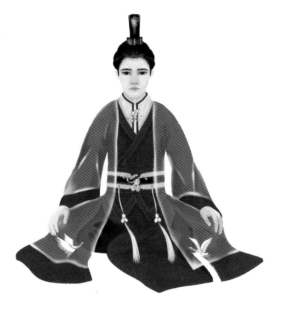

2.两臂内旋、转掌，两手指尖向内，臂肘撑圆。

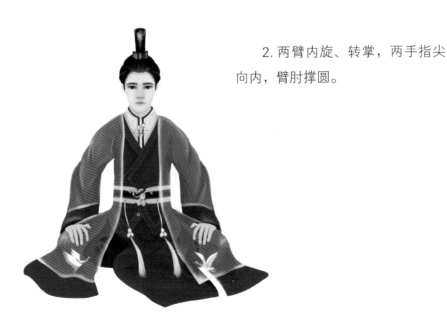

3. 右掌经体前向上穿掌至头顶上
方，再转掌向上托举，掌心向上、指
尖向左，目视前方。

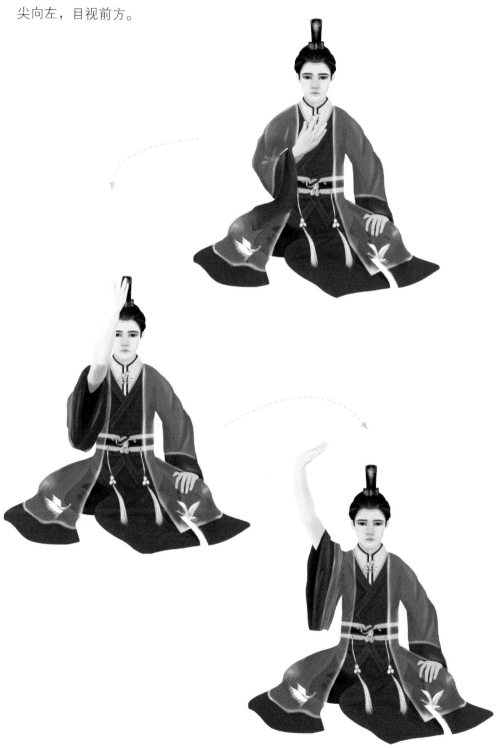

4.右掌经体前下落还原，扶按于右膝。

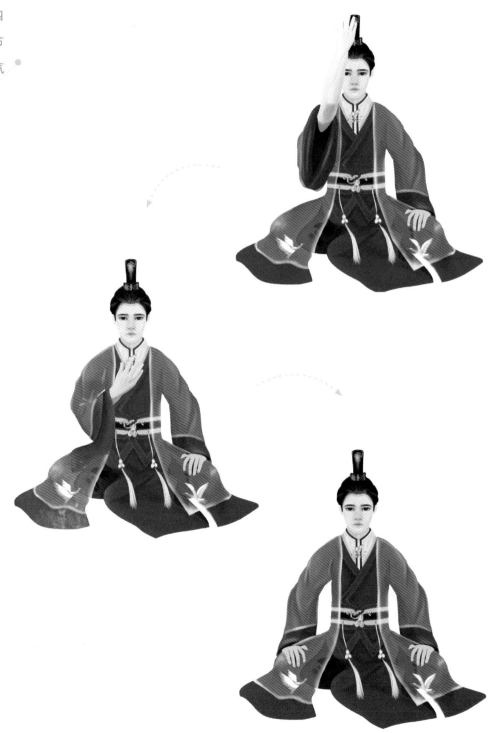

5. 左掌向上穿掌、托举，动作同前，方向相反。

6. 左右各做一次为一遍，共做三遍。

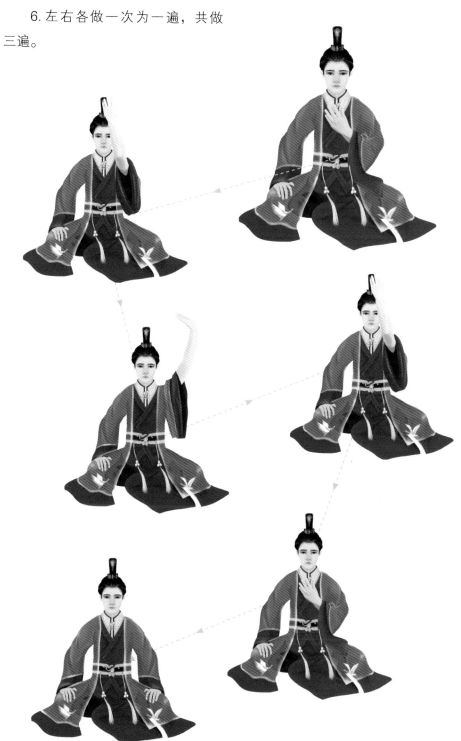

7. 两臂分别向体前左右 45° 侧伸
至与肩相平，掌心向下，目视前方。

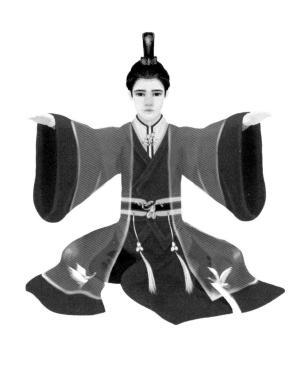

8. 沉肩、坠肘、松腕、舒指，两
臂下落、两手还原至覆按两膝，目视
前下方，呼吸自然，全身放松。

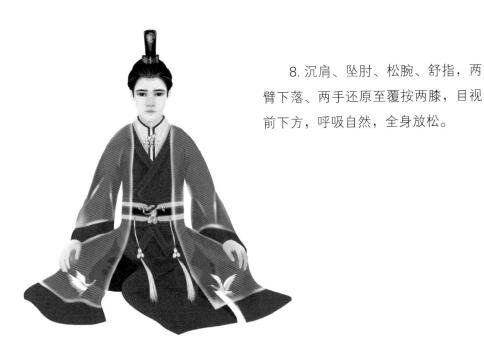

四、学修及主治一览表

导引	小满单臂托举式
时间	03：00–07：00
方向	东南方
姿势	盘坐式
起始	两臂内旋，指尖向内，右臂上穿，翻掌上撑……
重点	1. 身体上下左右四面用力而撑圆； 2. 手臂上撑时肩胛骨的开合动作
难点	臂掌上托、下落过程中肩胛骨的两次开合
体会	手掌向上托举后那一点点"开"的动作，使身体内部发生根本性的变化
功用	拉伸两胁，疏肝利胆，调脾和胃，增强中焦脾胃运化功能
主治	肺病、胸胁支满、心悸不安，以及肩臂痛、胃病、消化不良等
旁通	八段锦的调理脾胃须单举，健身气功·导引养生功十二法（以下简称导引养生功十二法）的双鱼悬阁

第九式　芒种掌托天门式

一、述义

　　芒种，是二十四节气中的第九个节气，也是夏季的第三个节气。芒种节气，一般是从每年6月5日前后开始，到6月20日前后结束。古人说"五月节，谓有芒之种谷可稼种矣"，意思是指阴历五月时节的芒种季节，大麦、小麦等有芒类作物种子已经成熟，可以进行采收，所以称为"芒种"。同时，也是夏播作物，如晚谷、黍、稷等播种的季节，所以，"芒种"也常被农民朋友称为"忙种"。相对于小满节气而言，芒种节气可以称之为"大满"，因此时已经开始进入了典型的夏季时节，自然界阳气更加充足并布满了各个角落。

从人体角度来看，芒种掌托天门式，通过两掌上托、脚尖下踩、胸腹放松及呼吸放松等一系列导引的方法，使气血布满全身各处，使"上焦如雾、中焦如沤、下焦如渎"的气化状态体现得淋漓尽致而与芒种时节相应。

芒种掌托天门式的导引练习，尤其是两掌上托及提踵的动作，可以促进手少阴心经以及手厥阴心包经、足少阴肾经、足厥阴肝经的气脉循行，练习纯熟后可以在这一式当中调动全身阴阳经络的气脉运行，使气血畅达四肢体表、温煦周身，借以平衡阴阳经脉的偏盛偏衰。

长期习练芒种掌托天门式，可以有效防治腰痛、肾病、咽干、心痛、胁痛、消渴欲饮、身体烦热、头项痛、咳嗽、呕吐、大汗、易惊恐，以及四肢肿痛、怕冷、腿足痛、手足怕冷等。

二、口诀

芒种掌托天门式

芒种五月属少阳　手少阴心君火当

寅卯正立掌托天　腰肾心胁消渴藏

两脚并拢　面南站立　头正颈直　含胸竖脊

向左开步　两臂平起　中指引领　立掌须弥

力达掌根　排山通臂　掌托天门　脚跟缓提

百会上顶　目视大地　双足平踏　掌留云霓

两臂外旋　舒缓莫急　指尖向后　仰首天际

掌带臂平　颈正头屹　两臂下落　收足并立

反向练习　三复可矣　南方丙火　合此节气

三、导引

1.两脚并拢，松静站立，两臂自然下垂，头正颈直、竖脊含胸，目视前方。

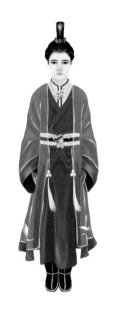

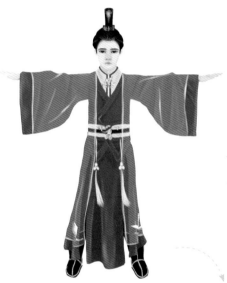

2.左脚向左开步，略宽于肩，两脚平行，脚尖向前，同时中指带动两臂侧伸至与肩相平，掌心向下。

3.十指指尖向远、向上伸展，顺势屈腕立掌，掌心向外。

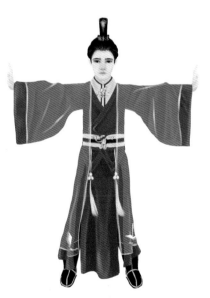

4. 掌根远伸并带动两掌向上托举
至头顶上方，掌心向上、指尖相对；
同时百会上顶而脚跟上提、脚尖下
踩，目视前下方。

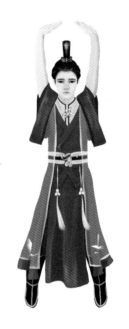

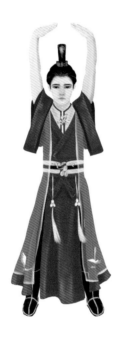

5. 脚跟下落放平，同时两掌根继
续向上托举，略停。

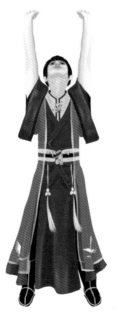

6. 仰头、舒胸，两掌随之转成指
尖向后、掌心向上，全身放松，目视
上方。

7. 两掌带动两臂侧落至与肩平，掌心向外、指尖向上，同时头颈还原，目视前方。

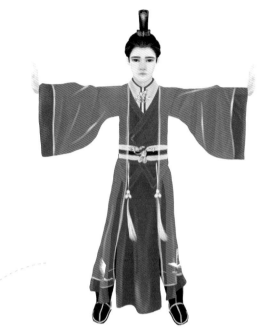

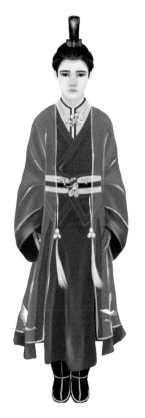

8. 两臂下落还原，左脚收回，并步站立，目视前方。

9. 开右步做对侧练习，动作同前，方向相反。

10. 左右各做一次为一遍，共做三遍。

129

四、学修及主治一览表

导引	芒种掌托天门式
时间	03: 00-07: 00
方向	南方
姿势	站式
起始	并步站立，开步一字势，立掌须弥……
重点	1.立掌时，手腕和手臂不放松，掌根尽力向两侧撑，十指尽力向远向上伸展，同时肩胛骨尽力向左右打开，意念在指尖； 2.以掌根向上托举来将脚跟拉起
难点	脚跟下落的同时，两掌继续尽力上托，加大身体的对拔拉伸
体会	动作中操作稍有不当，都达不到提升气脉并使气血布满全身及毫发末端的目的
功用	侧重肝气、心气的升、开；调理三焦；健脾和胃
主治	腰痛、肾病、咽干、心痛、胁痛、消渴欲饮、头项痛、咳嗽、呕吐、大汗、易惊恐，以及四肢肿痛、怕冷、腿足痛、手足怕冷等
旁通	少林达摩易筋经的掌托天门势，八段锦的两掌托天理三焦，十二段锦的托天按顶

第十式　夏至手足争力式

一、述义

　　夏至，是二十四节气中的第十个节气，也是夏季的第四个节气，一般是从每年的 6 月 20 日前后开始，到 7 月 7 日前后结束。至者，极也，到也。从夏至这天开始进入一年之中最炎热的季节，代表炎夏时节的到来，故曰"夏至"。夏至，是一年当中阳气最旺、阴气始生的时节，也是二十四节气中阴阳最不平衡的节气之一，因而为养生家们所重视。

从导引角度看，小满、芒种、夏至这三个节气，犹如从小满到大满、从大满到最满，层层递进，逐步达到阳气"开、散"的极致。小满单臂托举式，犹如坐在一个圆形的"气团"之中进行练习；芒种掌托天门式，则如站在一个更大的圆形"气团"之中进行练习；而在夏至手足争力式中，则采用了手、足反向用力的方法，"强制性"地使气血充满全身并达到极致，故而与夏至节气相应。

夏至手足争力式，主要锻炼手少阴心经及足少阴肾经等。丹医理论认为，手与上肢，多属于心，故灵活而善握摄之能，在五行属火；足与下肢，多属于肾，肾主骨、主力，故腰腿强健而善行走站立之功，在五行属水。正常情况下，由于心火下煦于肾水，则肾水不寒，并可使之蒸腾气化而濡养全身；肾水上奉，制约心火，则心火不亢，此为"水火既济""心肾相交"之意也。夏至手足争力式，通过手足握摄、屈伸争力的动作练习，有助于心肾相交、水火既济、调心补肾。

长期习练夏至手足争力式，可以有效防治腕痛、膝痛、臂痛、腰背痛、身体困重，以及四肢无力、失眠、多梦、健忘、眩晕、遗精等。

二、口诀

夏至手足争力式

夏至少阳五月中　　手少阴心君火工
寅卯手足相争力　　风湿积滞诸痛松

平坐向南	含胸竖脊	意存掌心	熨烫双膝
右膝屈隆	脚踏实地	交叉十指	抱右足底
上蹬右足	带掌而起	收回右腿	臂掌用力
手足相争	矛盾太极	三复此法	通经行气
松手舒脚	还原稍息	以左易右	对侧修习
不求蹬直	但重适宜	屈伸松紧	妙得玄机

三、导引

1.正身平坐，两腿前伸，两手覆按两膝，竖脊含胸。

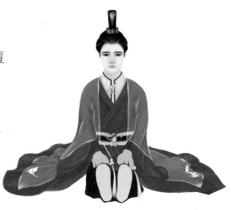

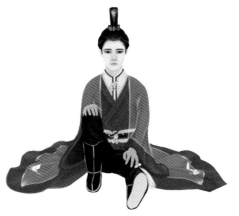

2.右腿屈膝内收，脚掌踏地。

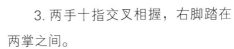

3.两手十指交叉相握，右脚踏在两掌之间。

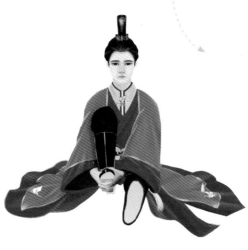

正面　　　　　　　　　　侧面

4. 右脚用力向前、向上蹬，同时臂掌用力内拉阻止前蹬，动作到最大幅度，略停；然后两臂再用力将右腿拉回胸前，同时右腿则用力前蹬以阻止拉回，动作到位，略停。如此重复练习 3 次。

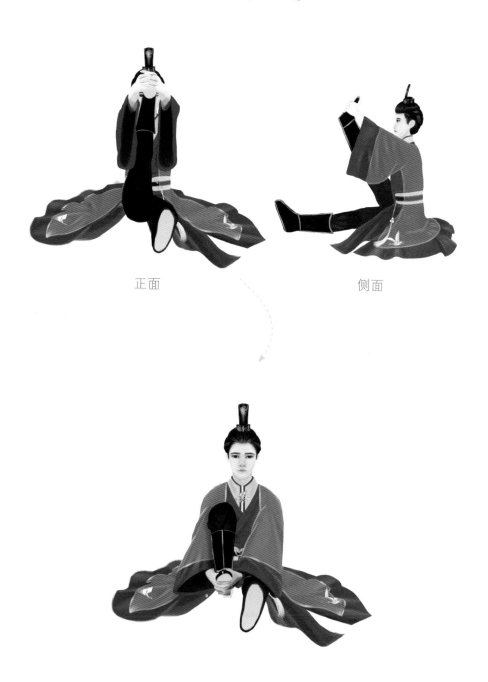

正面   侧面

5. 手足放松，还原平坐，呼吸调匀，全身放松。

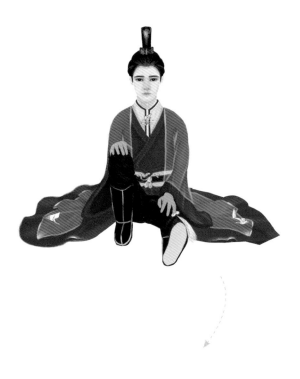

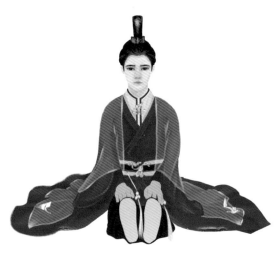

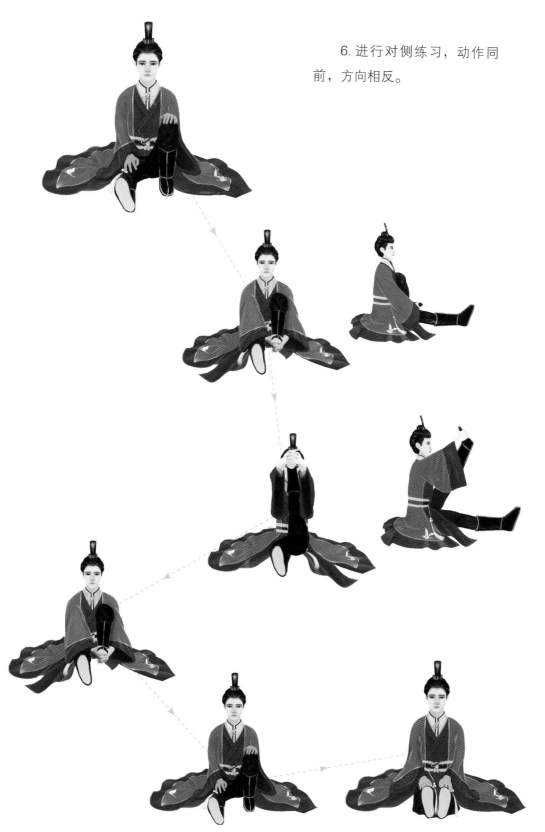

6. 进行对侧练习，动作同前，方向相反。

法诀篇

135

四、学修及主治一览表

导引	夏至手足争力式
时间	03：00–07：00
方向	南方
姿势	平坐式
起始	平坐伸腿，屈右腿，十指交叉，右脚踏两掌中……
重点	争力过程中，手臂与腿的用力方向相反，全身其他部位保持放松
难点	身体的屈、伸、松、紧
体会	尽可能用最小的力完成最大的动作，保持一种安静平和状态下的"争力"
功用	心肾相交、水火既济、调心补肾
主治	腕痛、膝痛、臂痛、腰背痛、身体困重，以及四肢无力、失眠、多梦、健忘、眩晕、遗精等
旁通	峨眉五脏小炼形·心脏小炼形，十二段锦的俯身攀足

第十一式　小暑翘足舒筋式

一、述义

　　小暑，是二十四节气中的第十一个节气，也是夏季的第五个节气，一般是从每年的 7 月 7 日前后开始，到 7 月 22 日前后结束。暑，为炎热的意思，小暑与下一个节气大暑相比较而言，炎热尚小也，所以称之为小暑。小暑时节，由于天气炎热，致使地面水气蒸发并上升，所以人们常感暑湿难耐、闷热不爽。

从人体角度而言，热盛则伤心阴，湿盛则伤脾胃，故"中暑"之症，多表现为呕吐、腹痛、腹泻等消化系统症状，严重时则出现昏迷的"心"的症状。小暑翘足舒筋式，就是通过加强手、足四肢的锻炼而达到健脾、养心的目的。

小暑翘足舒筋式，尤其是十指拄地的动作，可以促进手太阴肺经的气脉流注，而一腿屈蹲、一腿伸足并勾伸脚掌的练习，可以促进足太阴脾经、足阳明胃经的气脉流注。丹医理论认为，脾主四肢肌肉，故小暑翘足舒筋式以练习四肢肌肉与力量为主。又根据丹医"足经统摄手经"的理论，足太阴脾经统摄手太阴肺经，故练脾经亦作用于肺经也。

长期习练小暑翘足舒筋式，可以有效防治腿、膝、腰、髀风湿疼痛，肺胀、咳嗽、气喘、小腹胀痛、半身不遂、哮喘、脱肛、手指拘挛、身体困重，以及下肢无力、足踝疼痛等。

二、口诀

小暑翘足舒筋式

小暑六月少阳主　　手太阴肺配湿土
丑寅屈伸翘足式　　除湿健脾利腿足

西南为起　危坐调息　下颌内收　含胸竖脊
百会上顶　身成跪立　两足勾回　脚尖着力
重心左移　右脚踏地　坐左脚跟　十指拄地
提起右腿　缓缓前踢　绷直足尖　体会气机
脚尖内勾　足踵用力　勾而复伸　三匝练习
还收右脚　平正踏地　直立起身　回归跪立
坐双足跟　两手覆膝　对侧而为　其法如一

三、导引

1. 正身跪坐，两手覆按于两大腿上，头正颈直，竖脊含胸，目视前方。

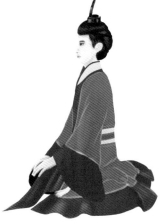

侧面

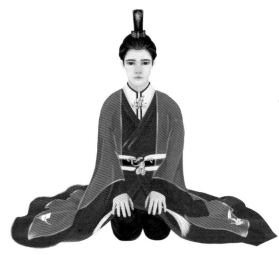

正面

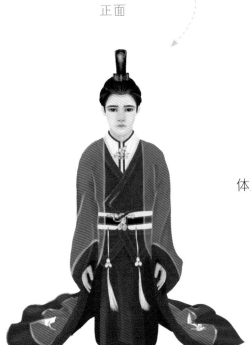

2. 收下颌、顶百会，带动身体直起成跪立。

3. 两脚内勾，脚尖着地。

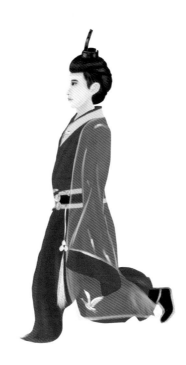

侧面

4. 右脚前踏，小腿约与地面
垂直。

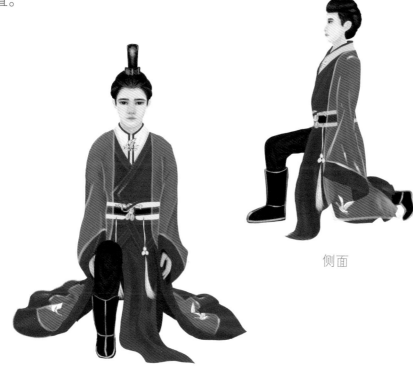

侧面

正面

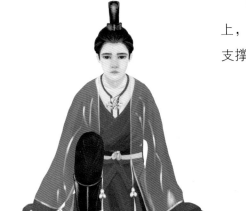

正面

5. 重心后移，臀部坐于左脚跟上，同时两手十指放于身体两侧柱地支撑。

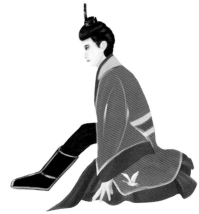

侧面

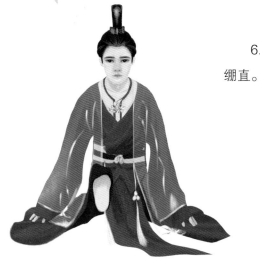

正面

6. 右脚向前缓缓踢出，脚尖绷直。

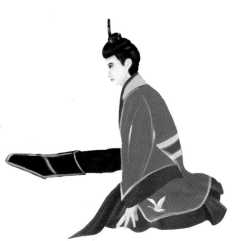

侧面

7. 右脚尖内勾，略停；右脚尖前伸，脚背绷直，略停，如此重复练习
三次。

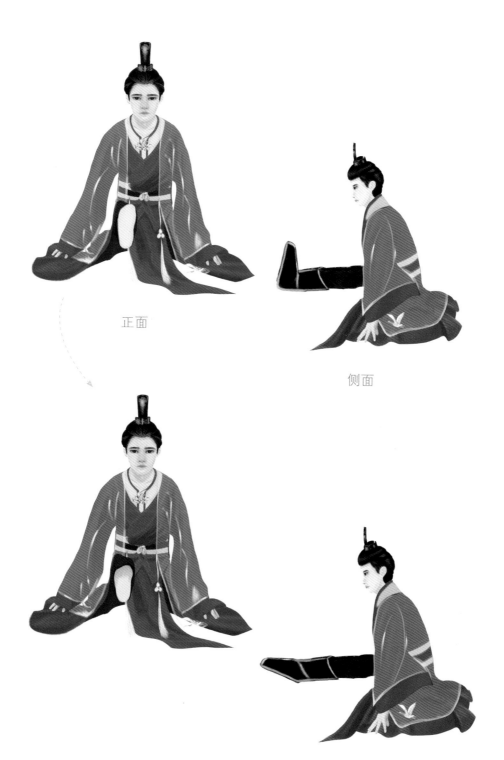

正面

侧面

8. 收右腿，右脚踏地。

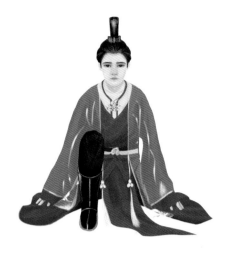

9. 起身，左脚尖放平，右腿收回
成跪立。

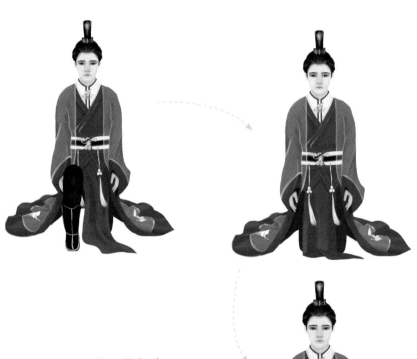

10. 重心后移，臀部坐
回脚跟，正身跪坐，两手自
然覆按于两腿上，目视前
下方。

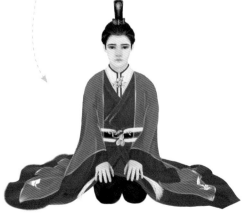

11. 进行对侧练习，
动作同前，方向相反。
12. 左右各做一次为
一遍，共做三遍。

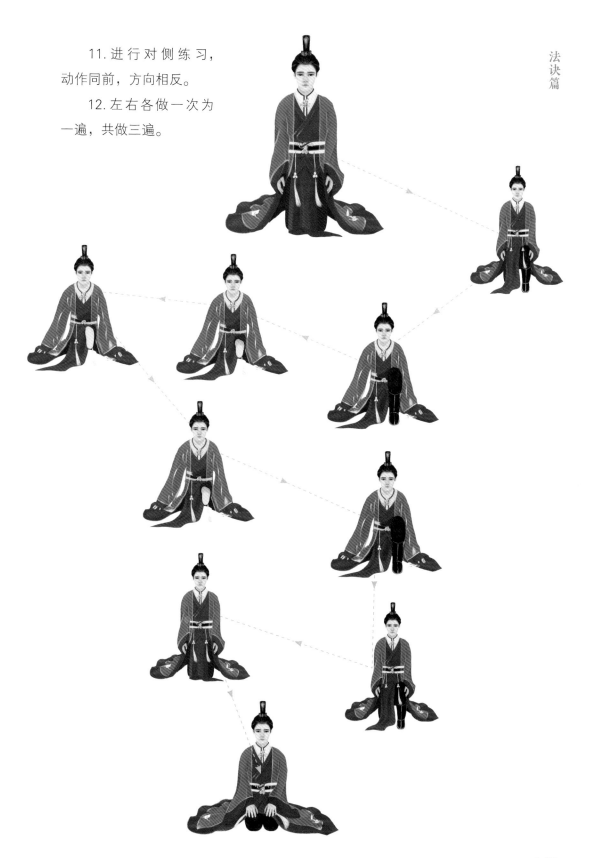

四、学修及主治一览表

导引	小暑翘足舒筋式
时间	01：00-05：00
方向	西南方
姿势	跪坐式
起始	跪坐，跪立，勾脚尖，踏右脚，坐左脚跟，十指拄地……
重点	1.脚前踢时，腿要伸直、脚尖绷直； 2.脚尖勾、伸时，速度要慢，到位要停，力贯脚尖
难点	腿部力量、脚踝柔韧性和身体平衡力
体会	在保持心静体松的状态下进行练习
功用	疏通肝、脾、肾、膀胱经脉，增强脾胃运化功能
主治	腿、膝、腰、髀风湿疼痛，肺胀、咳嗽、气喘、小腹右侧胀痛、半身不遂、哮喘、脱肛、手指拘挛、身体困重，以及下肢无力、足踝疼痛等
旁通	峨眉十二庄之天字庄、心字庄，峨眉虎步功等

第十二式　大暑踞地虎视式

一、述义

大暑，是二十四节气中的第十二个节气，也是夏季的最后一个节气，一般是从每年的7月22日前后开始，到8月7日前后结束。自然界于

"夏至"达到"阳"的顶点，由于长时间的高温与日照，致使地面的水分大量蒸腾上升，湿、热交加形成暑热、暑湿，而程度渐增，故有小暑、大暑之分。

从人体角度而言，脾喜燥恶湿，故湿气重者，病多在脾；胃喜湿恶燥，故热重者，病多在胃。试观中暑之人多呕吐、泄泻、身重等消化系统之症状，即了然也。丹医理论认为，心在五行属火，脾胃在五行属土，根据"火土相生"的理论，脾胃为心之子。夏至之后，火的升、开之势已达顶点，开始逐渐转为合、降的趋势，故在此时加练脾胃乃为顺时养生之法也。大暑踞地虎视式，其练习方法与峨眉派脾脏小炼形的导引术如出一辙，且具有调理脾胃运化功能的作用。

大暑踞地虎视式，主要锻炼手太阴肺经及足太阴脾经；其两手拄地、固定不移，左右转身并配合"怒目"虎视的动作，可使丹田之气升于胸中，而头身转向前方时，真气则又降归丹田，如此头身左右转动，真气则在体内随之升降，可以促进膈肌运动，增强脾胃的运化功能。

长期习练大暑踞地虎视式，可以有效防治头项疼痛强直、胸部闷胀疼痛、背部困重疼痛、咳嗽、气喘、臂痛、皮肤麻木、小便频繁、恶寒发热，以及腰脊疼痛强直、腹胀、胁痛、纳呆等。

二、口诀

大暑踞地虎视式

大暑六月太阴四　　手太阴肺湿土时
丑寅踞地如虎视　　头项胸背风毒止

大暑时节　西南当令　盘坐巍巍　心平气静
两臂侧伸　小指引领　握拳拄地　顶劲虚灵
昂头伸腰　抬颌努睛　目视苍穹　气定神凝
左后转颈　尾闾随行　摇头摆尾　动作略停
头部回转　势如前行　抬头掉尾　目视苍冥
左右反复　三匝为盈　正身还原　体松心静

三、导引

1. 正身端坐，两手覆按两膝，竖脊含胸，目视前方。

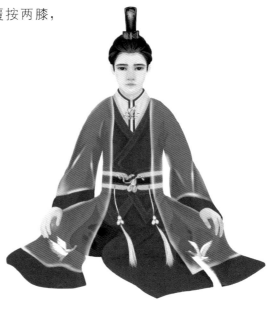

2. 两掌侧伸至约与肚脐平齐，小指在上，拇指在下，掌心向后，目视前方。

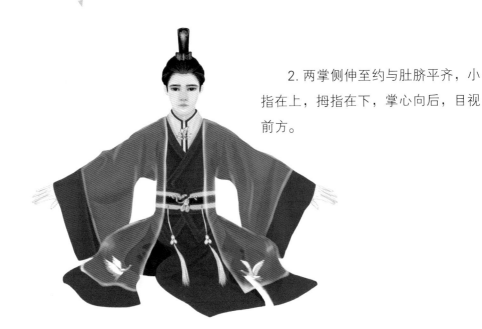

3.两臂向体前划弧，同时两手握拳，上身前俯，两拳拄地，两臂平行，虚领顶劲，腰背伸平。

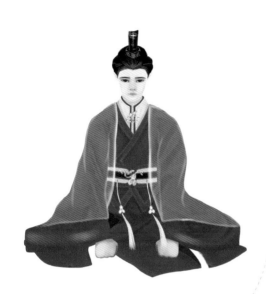

正面

侧面

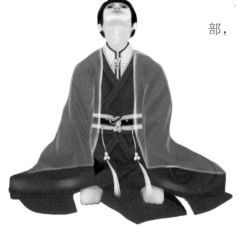

正面

4.下颌向前、向上抬起，伸展腰部，眼睛睁大，目视前上方，略停。

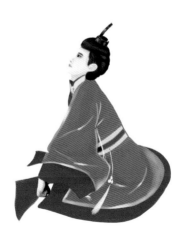

侧面

5.头、尾同时向左摆动，意念观注尾闾，略停。

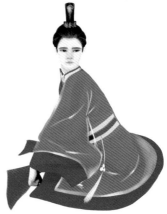

侧面

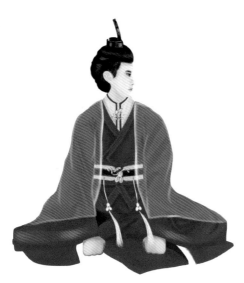

正面

6.头、尾转正，目视前上方，略停。

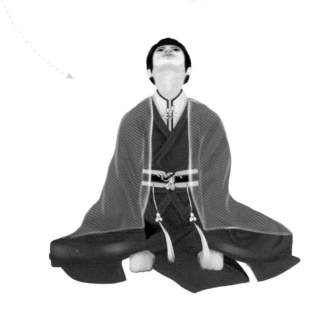

7. 头、尾同时向右摆动，意念观注尾闾，略停。

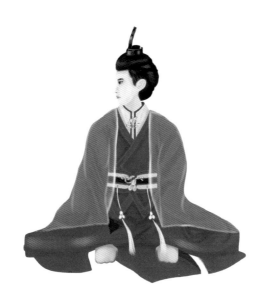

8. 头、尾转正，目视前上方，略停。

9. 重复 5 ~ 8 的动作，左右各做一次为一遍，共做三遍。

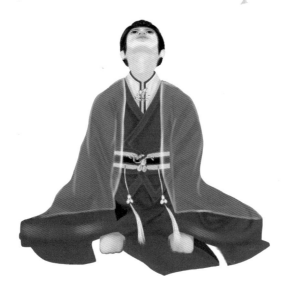

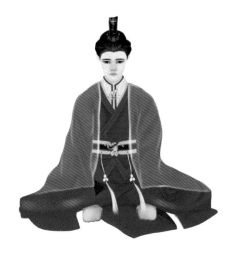

10.头、尾回到中间，下颌内收，百会上顶，腰背伸平。

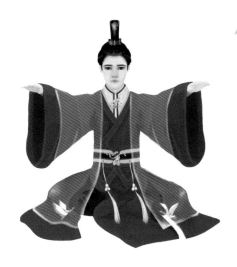

11.上身直起，两拳离地变掌，两臂分别向体前左右45°侧伸至与肩相平，掌心向下，目视前方。

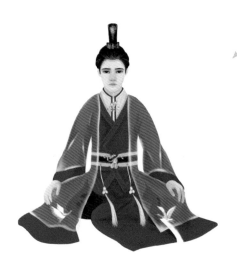

12.沉肩、坠肘、松腕、舒指，两臂下落、两手还原至覆按两膝，目视前下方，呼吸自然，全身放松。

四、学修及主治一览表

导引	大暑踞地虎视式
时间	01：00-05：00
方向	西南方
姿势	盘坐式
起始	两臂侧伸，握拳拄地，远伸下颌，向左摇头摆尾……
重点	1. 拳面拄地不可用力； 2. 下颏向前、向上或头向左右转动时，下颏尽力与尾闾对拔
难点	1. 下颏与尾闾保持对拔； 2. 动作过程中，意念集中在整个脊柱
体会	动作过程中，脊柱保持前后拔伸，下颏向上及左右摆动时则呈"弓形"伸展，练完后整个脊柱放松
功用	补肾养心，促进脾胃消化功能
主治	头项疼痛强直、胸部闷胀疼痛、背部困重疼痛、咳嗽、气喘、臂痛、皮肤麻木、小便频繁、恶寒发热，以及腰脊疼痛强直、腹胀、胁痛、纳呆等
旁通	峨眉十二庄之云字庄，峨眉五脏小炼形·脾脏小炼形，少林达摩易筋经的掉尾势，八段锦的摇头摆尾去心火

第十三式　立秋缩身拱背式

一、述义

立秋，是二十四节气中的第十三个节气，也是秋季的第一个节气，一般是从每年的 8 月 7 日前后开始，到 8 月 22 日前后结束。立秋是秋季开始的意思，自然界暑气渐消，秋风渐起，天气晴朗，地气清爽，气候由阳转阴而主收敛，正如《管子》中记载"秋者，阴气始下，故万物收"。因此秋季养生，无论精神情志、饮食起居、运动导引都要顺应春生、夏长、秋收、冬藏的自然规律，以"养收"为原则。

对于人体而言，肺，主气而司呼吸，主宣发、肃降而与秋气相应。如《素问·四气调神大论》中所讲的秋季养生，要"使志安宁，以缓秋刑；收敛神气，使秋气平；无外其志，使肺气清，此秋气之应，养收之道也"。立秋时节，气候渐凉，由阳转阴。此时，全身气机"开散"的状态还没来得及全部收敛，因此极易伤风、着凉而感冒。故宜加强肺的练习与功能，以加强气的收敛与肃降，预防疾病的侵袭。

立秋缩身拱背式，通过大幅度缩身拱背、昂头掉尾以及吐气、纳气、闭气等一系列导引的方法，大大加强了呼吸吐纳及肺的功能，从而起到益气养肺、增强体质的作用。立秋之后，多风而燥，故其性与属于"阳木"之足少阳胆经相应。本式中缩身拱背及抬头掉尾的练习，配合深长的逆腹式呼吸，以及闭气，可以加强体内横膈膜的运动，增大肺活量，促进肠胃的蠕动，对于消化不良、习惯性便秘、体质虚弱的患者有很好的作用。督脉总督一身阳经，任脉妊养一身阴经，缩身拱背与抬头掉尾的练习，可以有效促进督脉、任脉的交汇运行，进而增强全身三阴、三阳经脉的交汇运行。

长期习练立秋缩身拱背式，可以有效防治腰痛、肾病、口苦、心痛、胁痛、头项强直不能转动、目肿痛、腋下肿痛、出汗后怕冷而寒颤不已，以及肺病、脊柱强痛、背脊疼痛、咳嗽、气喘、消化不良等。

二、口诀

立秋缩身拱背式

立秋太阴七月工　足少阳胆相火通
丑寅缩身复拱背　补虚益损肺肾中
起于西南　危坐正身　俯身平脊　托地前伸
呼气拱背　收腹缩身　浊气吐尽　屏息凝神
腰背平直　头尾对抻　拔脊竖项　劲提耳根
抬头掉尾　节节拔伸　吸气充身　屏息凝神
三复其法　有条不紊　重心后移　坐于足跟
收掌舒脊　危坐正身　目视下方　调息凝神

三、导引

1.正身跪坐，两手覆按于两腿，头正颈直，竖脊含胸，目视前方。

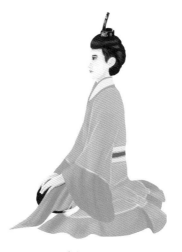

侧面

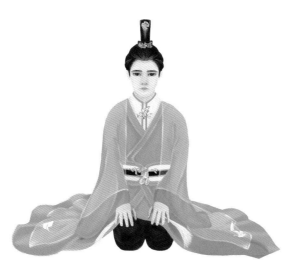

正面

2.两臂前伸，两掌按于地上，同时俯身、伸脊。

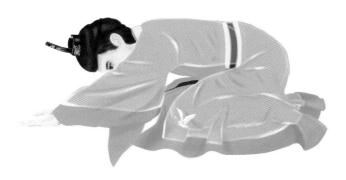

侧面

3. 身体重心前移，手臂与大腿支撑身体与地面垂直，头至尾闾伸平成一直线。

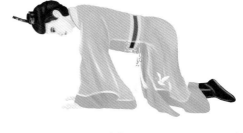

侧面

4. 缩身拱背，腰背尽量向上拱起，同时头与尾闾尽量向内收拢，动作到最大幅度时，略停。

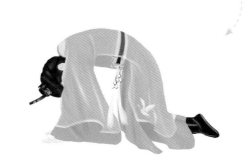

侧面

5. 百会向前、尾闾向后、脊柱伸平成一条直线，略停。

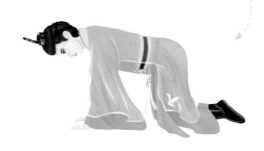

侧面

6. 头部、尾闾向远、向上伸展，使脊柱呈反弓形，动作到最大幅度时，略停，目视前上方。

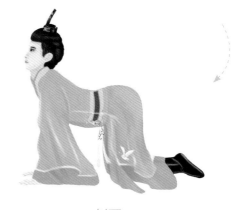

侧面

7.百会向前、尾闾向后，脊柱伸平成一条直线。

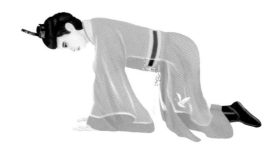

侧面

8.重复以上4～7的动作，练习3次后，重心后移，臀部坐于足跟上。

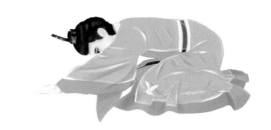

侧面

9.百会上顶、身体竖直，两手收回大腿上，还原成跪坐的姿势，目视前下方。

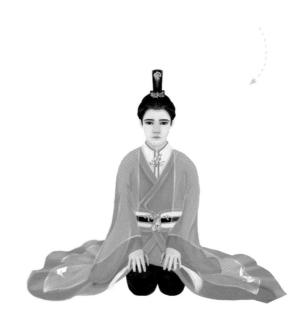

四、学修及主治一览表

导引	立秋缩身拱背式
时间	01：00-05：00
方向	西南方
姿势	跪坐式
起始	跪坐，两掌按地，俯身，头尾对拔拉伸，缩身、拱背、呼气……
重点	动作要点在百会和尾闾，但意念要放在整个脊柱上，体会脊柱前后拔伸，上、下弓形伸展，以及在动作转换过程中的变化
难点	大幅度的导引动作配合呼吸的练习，收腹拱背配合呼气，抬头掉尾配合吸气
体会	先做大幅度的导引动作，熟练后再加入呼吸方法，体会体内气脉内景的细微变化
功用	加强消化系统和任督二脉气血循环，平衡阴阳气脉
主治	腰痛、肾病、口苦、心痛、胁痛、头项强直不能转动、腋下肿痛、出汗后怕冷而寒颤不已，以及脊柱强痛、背脊疼痛、咳嗽、气喘、消化不良等
旁通	峨眉十二庄之龙字庄、鹤字庄，少林达摩易筋经的卧虎扑食势、打躬势、掉尾势，健身气功·五禽戏（以下简称五禽戏）的鹿奔、鸟飞，健身气功·马王堆导引术（以下简称马王堆导引术）的鸟伸

第十四式　处暑反捶背脊式

一、述义

处暑，是二十四节气中的第十四个节气，也是秋季的第二个节气，一般是从每年的 8 月 22 日前后开始，到 9 月 8 日前后结束。"处"有躲藏、终止的意思，"处暑"表示炎热的暑天结束了，所以古人说"处，去也，暑气至此而止矣"，故名处暑。在二十四节气当中，小暑、大暑表示暑热之气由小变大，而处暑则表示气候从暑热逐渐向寒冷过渡。

对于人体而言，处暑节气后，随着自然界阳气的逐渐减少，人体内的阳气也开始渐渐收敛。处暑反捶背脊式，在"左顾右盼"及脊柱侧伸犹如"弯弓"的状态下，配以叩击、捶打，对于脊柱及相关经络而言，就像"弹动和拨响"了绷紧的"琴弦"，不但容易体会到背脊经络之气"感传"的现象，甚至可以体会到脊柱内渐渐发生"暖触"的感觉，这就是古人所讲的"敛气入骨""升炼元气"。

处暑反捶背脊式，主要锻炼足少阳胆经及足太阳膀胱经、督脉等。人体五脏六腑在背部脊柱两边的足太阳膀胱经上都有相应的俞穴，如心俞、肺俞、肝俞、脾俞、肾俞等。本式动作在脊柱拔伸的状态下再加上有序的叩击和捶打，可以有效刺激相应经脉及经穴，起到疏通经络、调畅气血的功效。

长期习练处暑反捶背脊式，可以有效防治风湿所致的肩、背、胸、胁、髀、膝及各处关节疼痛，咳嗽、气喘等。

二、口诀

处暑反捶背脊式

处暑七月太阴看　　时配相火少阳胆
丑寅反手捶背脊　　主治骨痛又咳喘
处暑盘坐　西南为初　　两臂侧伸　向后划弧
双握空拳　眼贴骶骨　　俯身向前　拳护脊柱
轻轻捶打　如将琴抚　　自下而上　转体左顾
头身转正　捶打变术　　自上而下　直至骶骨
双拳捶打　力量匀布　　节奏韵律　怡然适度
反向施为　动作如故　　左右连贯　三遍其复
头身转正　还归本初　　静观片刻　气行脉注

三、导引

1.正身端坐，两手覆按两膝，头正颈直，竖脊含胸，目视前方。

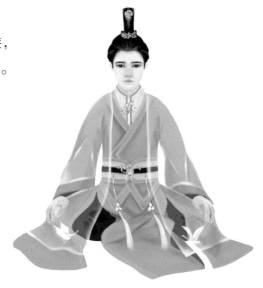

2.两掌侧伸至约与肚脐平齐，小指在上、大指在下、掌心向后，目视前方。

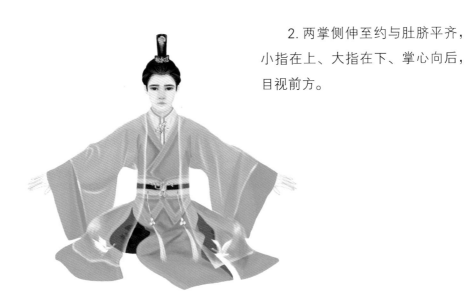

3. 两掌向后划弧，同时握成空拳，拳眼轻轻抵在骶骨两旁。

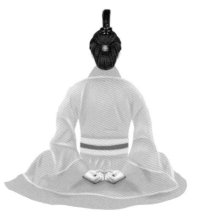

后面

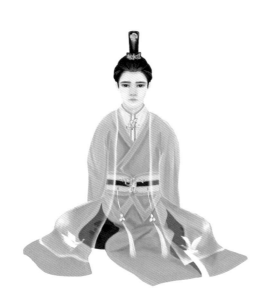

正面

4. 百会领动，身体前倾，拔伸脊柱，同时两拳沿脊柱两侧，由下向上轻轻捶打。

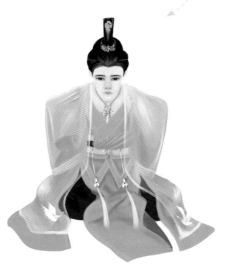

正面

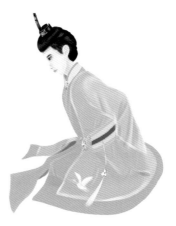

侧面

5. 头身向左后摆动，脊柱旋转拔伸，同时两拳继续向上捶打脊柱两侧至最高处。

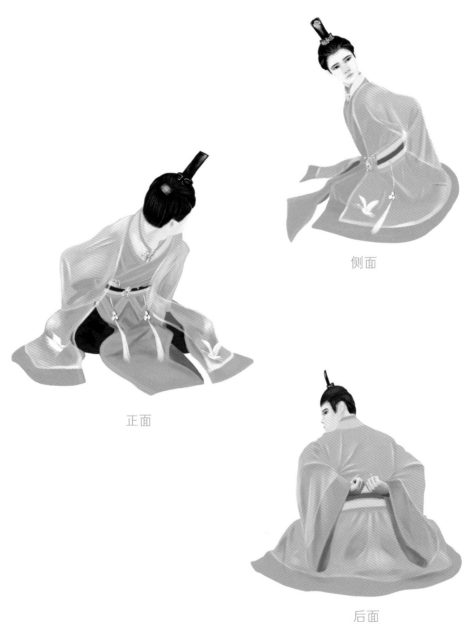

正面

侧面

后面

6. 头身转正、直起，同时两拳沿脊柱两侧，自上而下轻轻捶打至骶骨两旁。

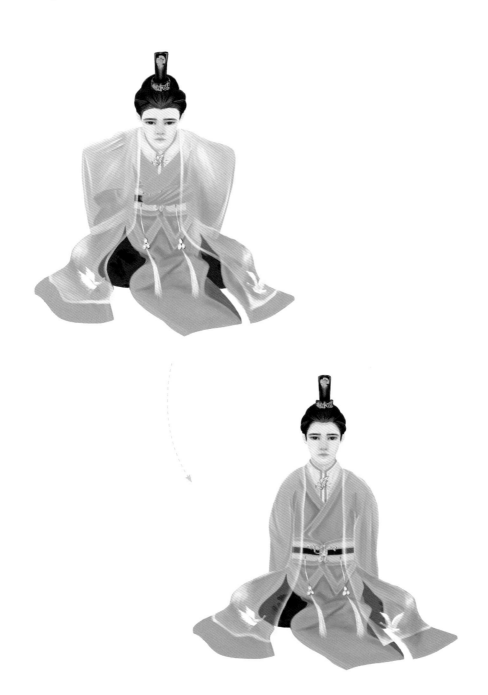

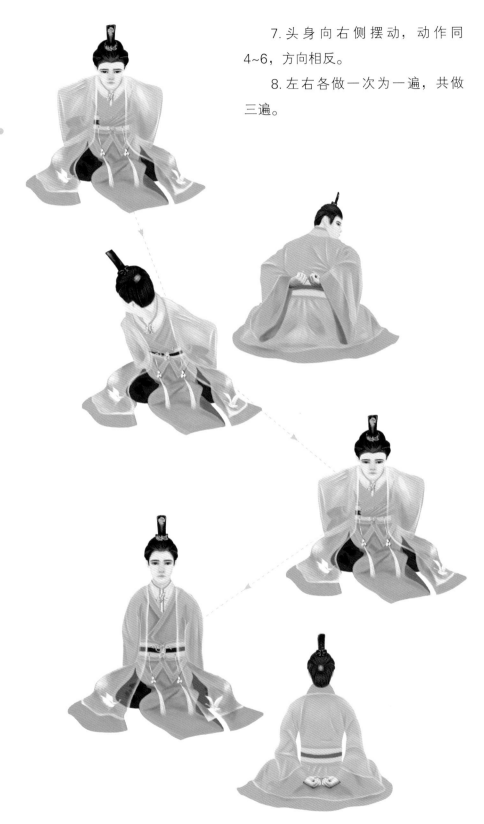

7.头身向右侧摆动，动作同4~6，方向相反。

8.左右各做一次为一遍，共做三遍。

9. 两拳变掌向身体两侧伸展至约与肚脐平齐，掌心向后。

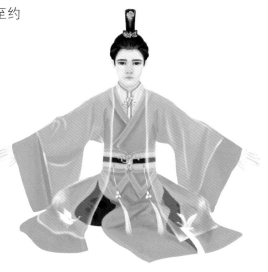

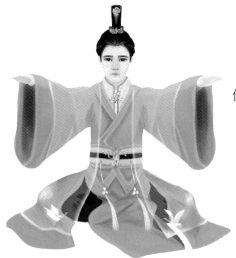

10. 两臂分别向体前左右45°侧伸至与肩相平，掌心向下。

11. 沉肩、坠肘、松腕、舒指，两臂下落、两手还原至覆按两膝，目视前下方，呼吸自然，全身放松。

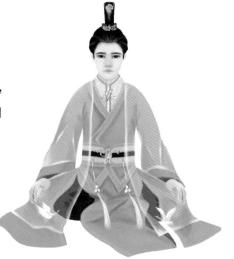

四、学修及主治一览表

导引	处暑反捶背脊式
时间	01：00-05：00
方向	西南方
姿势	盘坐式
起始	两臂侧伸，手握空拳，后抵骶骨，俯身捶脊……
重点	1. 身体前倾及左右摆动时，保持百会与尾闾对拔拉伸； 2. 身体左右摆动及脊柱旋转拔伸的同时，双拳持续捶打
难点	身体的拔伸、摆动、旋转、捶打同时协调进行
体会	1. 脊柱伸展得越大，敲打感传的效果就越明显； 2. 完成动作后体会温暖从骶骨向上蔓延
功用	疏泄郁滞，补益虚损，激发经气，强壮腰肾
主治	风湿所致的肩、背、胸、胁、髀、膝及各处关节疼痛，咳嗽、气喘等
旁通	峨眉伸展功的左顾右盼式，五禽戏的鹿抵

第十五式　白露正身旋脊式

一、述义

　　白露，是二十四节气中的第十五个节气，也是秋季的第三个节气，一般是从每年的 9 月 7 日前后开始，到 9 月 22 日前后结束。白露节气之后，由于白天气温还较高，太阳落山之后的气温又下降很快，致使空气中的水分遇冷而凝结成露；又根据五行学说的理论，秋季与白色相对应，故名

"白露"。

对于人体而言，白露正身旋脊式，重在脊柱的左右旋转与上下拔伸，练习日久，习练者自觉脊柱甚至整个身体有如一根空心的管道，真气从上而下如甘露灌顶、滋润全身、通体舒泰，此真气下降及内敛之景象也，亦即"甘露灌顶"及"形升气降"之意，其理亦通于寒露。

白露正身旋脊式，主要锻炼足阳明胃经及手阳明大肠经、手太阴肺经等。这一导引术看似简单，实则内涵丰富。动作过程中，身体要始终保持中正及"圆""空"的状态，以利于吐纳气息的出入和体内真气的升、降、开、合，并通过一系列导引方法，逐步达到"外升内降""形升气降"的状态，以顺应肺宣发肃降和脾升胃降的功能状态。

长期习练白露正身旋脊式，有益肺固表、调理脾胃的功效，可以防治腰背疼痛、恶寒发热、寒热往来、颈项肿痛、喉咙闭塞不能言语、神志癫狂欲登高而歌，以及脊柱强痛、头痛、头晕等。

二、口诀

白露正身旋脊式

白露八月四太阴　　足阳明胃配燥金

丑寅按膝转头引　　腰脊痿痹待气临

白露开端　西向而盘　肘翻掌旋　膝上掌安

头身左转　极处略耽　百会尾闾　天柱伸展

节节拔伸　脊柱龙蟠　回复中正　稳坐如磐

反向施为　阴阳相参　再归中正　一番圆满

三番周流　妙契自然　掌臂外转　指尖向前

两臂侧伸　平肩下按　沉肩坠肘　舒指松腕

次第有序　下落还原　调理脊督　祛病除患

三、导引

1. 正身端坐，两手覆按两膝，头正颈直，竖脊含胸，目视前方。

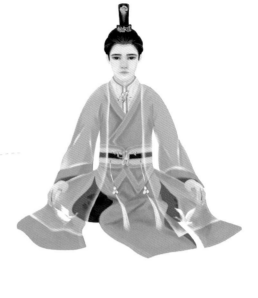

2. 两臂掌内旋，指尖向内，两掌扶按两膝，两臂肘向左右两侧撑圆，身体中正，目视前方。

3. 头颈向左转动到最大幅度，目视左侧，略停。

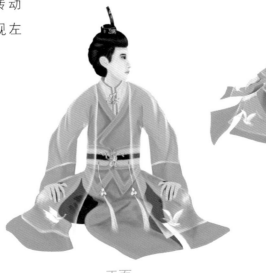

侧面

正面

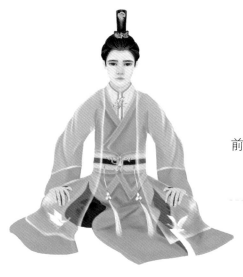

4. 头颈向右转回到正前方，目视前方。

5. 头颈向右转动到最大幅度，目视右侧，略停。

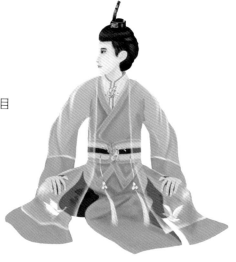

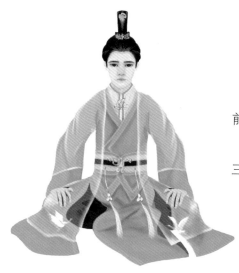

6. 头颈向左转回到正前方，目视前方。

7. 左右各做一次为一遍，共做三遍。

8.两掌外转，指尖向前，两臂分别向体前左右45°侧伸至与肩相平，掌心向下。

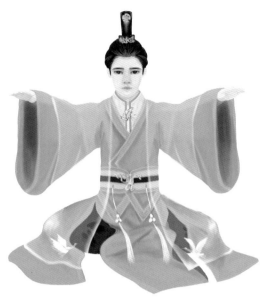

9.沉肩、坠肘、松腕、舒指、两臂下落、两手还原至覆按两膝，目视前下方，呼吸自然，全身放松。

四、学修及主治一览表

导引	白露正身旋脊式
时间	01：00—05：00
方向	西方
姿势	盘坐式
起始	两掌带动两臂内旋，指尖向内，臂肘撑圆，头颈左转……
重点	1. 脊柱的左右旋转与上下对拔，整个脊柱在旋转中得到拔伸； 2. 头颈转动过程中，与两肘对拔拉伸，且保持头和尾闾两点中正不移
难点	头颈侧转及转正时，脊柱仍尽力向上拔伸，在整个过程中都不可放松
体会	在身体拔伸的过程中，体会脊柱甚至整个身体有如一根空心的管道，真气从上而下如甘露灌顶
功用	促进任督二脉之气的运行
主治	腰背疼痛、恶寒发热、寒热往来、颈项肿痛、喉咙闭塞不能言语、神志癫狂欲登高而歌，以及脊柱强痛、头痛、头晕等
旁通	峨眉伸展功的旋腰式，峨眉法济功的左旋右转和带脉，少林达摩易筋经的青龙探爪势和九鬼拔马刀势

第十六式　秋分掩耳侧倾式

一、述义

秋分，是二十四节气中的第十六个节气，也是秋季的第四个节气，一般是从每年的 9 月 22 日前后开始，到 10 月 7 日前后结束。秋分时节，天气晴朗而降，地气清爽而升，秋高气爽，昼夜平均，与春分同是一年当中阴阳最为平衡的节气，也是古人最早确立的节气之一。古语有云"秋分者，阴阳相半也，故昼夜均而寒暑平"。

对于人体而言，肺为人体"华盖之脏"，五脏之中居位最高，又主气而秉均衡，故与秋气相应。人体胁肋为肝胆所主，肝胆又为半阴半阳，既可从阴，又可从阳，故为修炼之本。丹医认为，脊督之脉、耳心、腰身，皆密归于肾，而肾乃一身阴阳之根本，故为导引之要。

秋分掩耳侧倾式，主要锻炼足阳明胃经及足少阳胆经、足厥阴肝经等。丹医理论认为，耳为肺之苗、肾之窍，肺为太阴、肾为少阴，故耳为阴；手属心，心属火而为阳，以两手掩耳，有以手之阳温煦耳之寒的作用，故有掩耳、拔耳、鸣天鼓等导引之法。

长期习练秋分掩耳侧倾式，可以有效预防胁肋疼痛、腰股疼痛、膝痛、腹胀、肠鸣、胃寒、气喘、胸闷，以及肝病、肺病、心烦、胸闷、耳鸣、耳聋等。

二、口诀

秋分掩耳侧倾式

秋分八月五阳明　　时配燥金胃脉行
丑寅掩耳左右侧　　腰胁除风湿滞灵
坐向正西　两臂前起　掌心相对　与肩同齐
屈肘掩耳　十指枕际　开肘夹背　扩胸竖脊
头身左转　务至其极　左上伸胁　侧身极力
直身还原　脊柱正立　反向施为　连贯如仪
三周其复　条畅气机　蓦然松掌　訇然耳际
古称拔耳　动作迅疾　臂掌前伸　平行侧立
缓缓斜分　掌心向地　蛇行蠕动　还原初起

三、导引

1. 正身端坐，两手覆按两膝，头正颈直，竖脊含胸，目视前方。

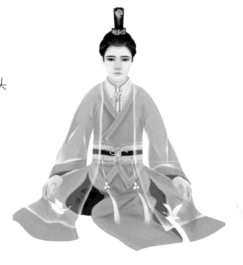

2. 两臂向前抬至与肩齐，两臂平行，掌心相对、指尖向前。

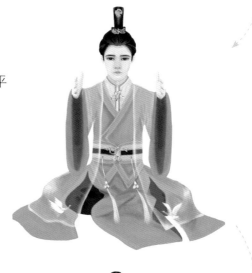

3. 两臂屈肘，两掌掩耳，十指抱头。

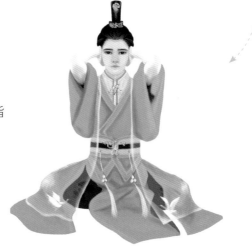

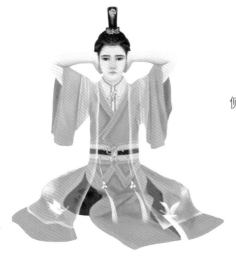

4.两肘外展，肘尖指向左右两侧，脊柱竖直，两掌紧捂两耳。

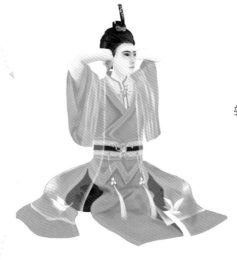

5.两肘远伸并带动身体向左水平转动至最大幅度。

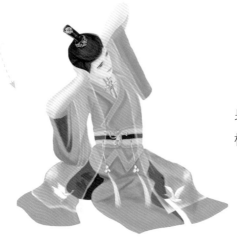

6.左肘向上、右肘向下，带动身体向右侧弯曲，以伸展左胁肋及脊柱，动作到最大幅度时，略停。

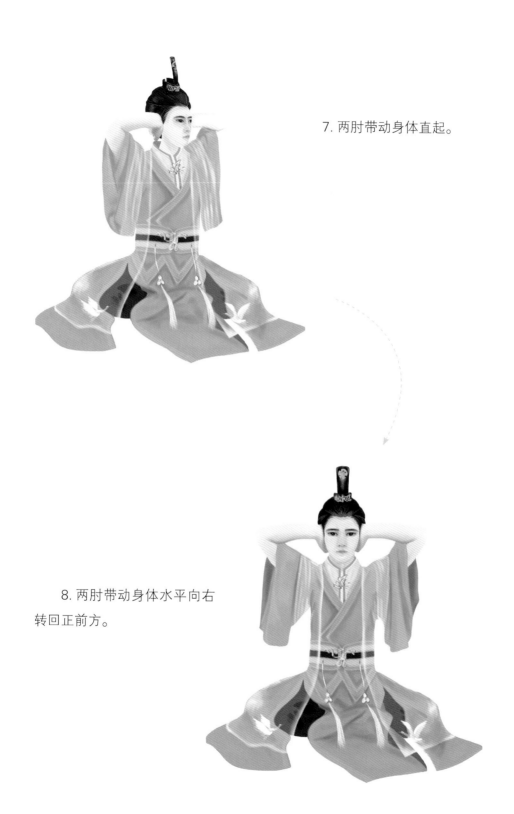

7. 两肘带动身体直起。

8. 两肘带动身体水平向右
转回正前方。

9. 两肘远伸并带动身体向右水平转动，做右侧练习，动作同左，方向相反。

10. 左右各做一次为一遍，共做三遍。

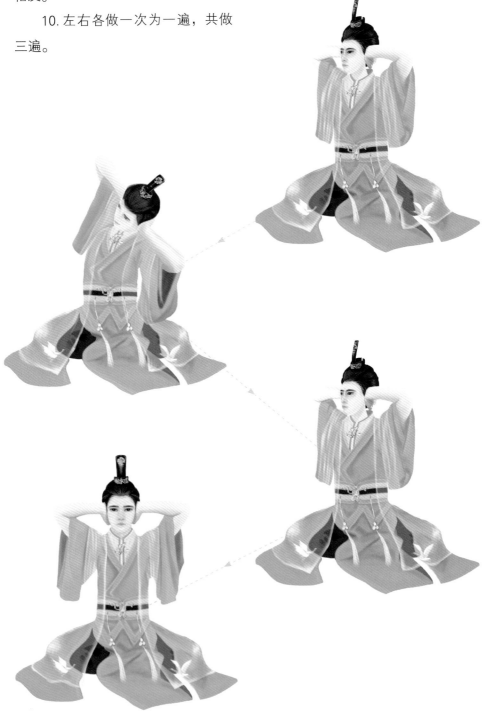

11. 身体转回正前方，两掌拔耳，使耳内"轰隆"作响。

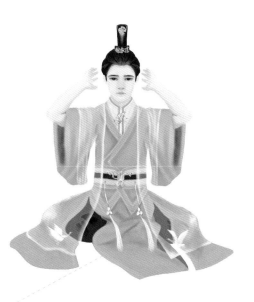

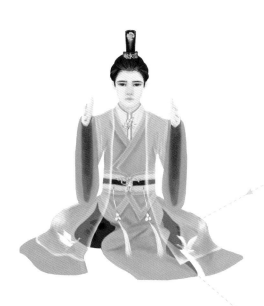

12. 两臂前伸，与肩同高，掌心相对，指尖向前。

13. 两掌分开向体前左右45°侧伸至与肩相平，掌心向下，目视前方。

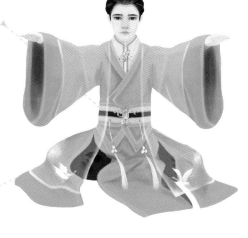

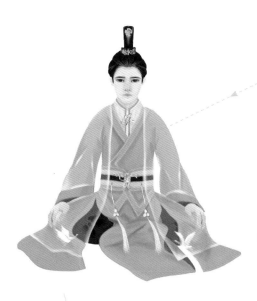

14. 沉肩、坠肘、松腕、舒指，两臂下落、两手还原至覆按两膝，目视前下方，呼吸自然，全身放松。

四、学修及主治一览表

导引	秋分掩耳侧倾式
时间	01：00-05：00
方向	西方
姿势	盘坐式
起始	中指大指带动两臂前起，掌心相对，抬至与肩平，屈肘掩耳……
重点	整个动作需在胸廓打开、身体向四面伸展、脊柱拔伸的状态下进行
难点	身体左右侧弯时，上身要保持在一个垂直面内进行练习，注意力集中在向上的肘尖处
体会	在伸展中保持放松的要义
功用	调畅肝胆，益气养肺，集神凝心
主治	胁肋疼痛、腰股疼痛、膝痛、腹胀、肠鸣、胃寒、气喘、胸闷，以及心烦、耳鸣、耳聋等
旁通	十二段锦的掌抱昆仑，少林达摩易筋经的打躬势

第十七式　寒露托掌观天式

一、述义

寒露，是二十四节气中的第十七个节气，也是秋季的第五个节气，一般是从每年的 10 月 7 日前后开始，到 10 月 22 日前后结束。寒露时期的气温比白露更低，地面的露水更冷，快要凝结成霜，所以古人说，寒露是

"露气寒冷，将凝结也"。

对于人体而言，此时应加紧收敛、凝练体内真元之气，以与寒露之气相应，同时也为冬季真气的潜藏做好准备。其理、其法可参看白露正身旋脊式，只是程度更加递进而已。

寒露托掌观天式，主要锻炼足太阳膀胱经及足少阴肾经、手太阴肺经等。从导引角度，寒露托掌观天式对于脊柱、胸、腹等都有很好的伸展作用，再加上下颌上伸、内收的练习，更有刺激背部督脉、膀胱经以及胸腹部任脉的作用。两手的上举和下落，外导内行，则有利于体内真气的下降与收敛。

长期习练寒露托掌观天式，可以有效防治胁痛、头痛、项痛、腰痛、脊柱疼痛、痔疮、寒热往来、精神癫狂、鼻子出血等。

二、口诀

寒露托掌观天式

寒露阳明九月当		太阳寒水属膀胱	
丑寅观天托两掌		除风寒痛痔疟狂	
寒露肃降	当知其止	西北为始	盘坐澄思
胸前合掌	目视中指	渐开指尖	顺序谨持
中食无名	大小依次	如莲绽放	掌根接之
两掌上托	仰首上视	问天之势	稍作停止
顶上合掌	火焰之势	下颌内收	百会上支
屈肘收臂	胸前合十	头颈还原	面平视直
如前施为	三复诸式	掌臂还原	松静自知

三、导引

1.正身端坐，两手覆按两膝，头正颈直，竖脊含胸，目视前方。

2.两掌在胸前合掌，目视两手中指指尖。

3. 两手中指、食指与无名指、大指与小指依次打开，掌根相接，掌指放松，犹如莲花绽放。

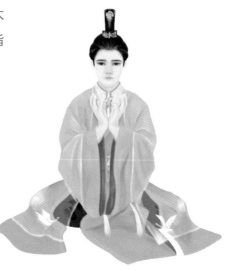

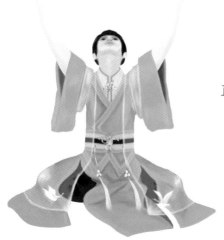

4. 两掌分别向上托举至两臂伸直，同时下颌向上伸展，目视上方。

5. 两掌在头顶上方合掌，同时下颌内收、百会上顶、头颈还原，目视前方。

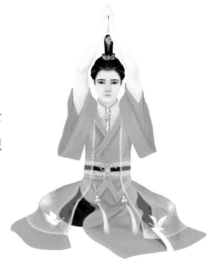

6. 屈肘收臂，两掌合掌收回至胸前。

7. 两掌再分指、托举，合掌、收回，动作同前，重复练习三次。

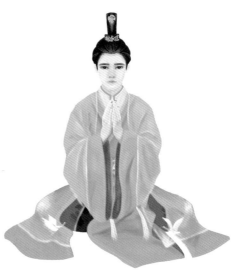

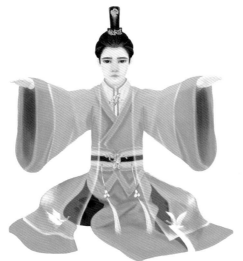

8. 两掌分开向体前左右45°侧伸至与肩相平，掌心向下，目视前方。

9. 沉肩、坠肘、松腕、舒指，两臂下落、两手还原至覆按两膝，目视前下方，呼吸自然，全身放松。

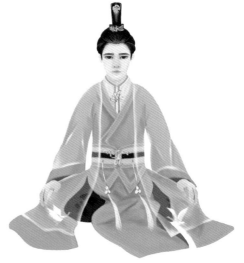

四、学修及主治一览表

导引	寒露托掌观天式
时间	01：00-05：00
方向	西北方
姿势	盘坐式
起始	两手胸前合掌，十指依次打开，两掌上托……
重点	1. 合掌时，掌根与膻中穴相平并保持一拳距离，同时指尖朝向前上方约30°、掌心虚空； 2. 两掌上托时，如托重物，但用意不用力；合掌下拉时，百会上顶，意念带动脊柱向上拔伸
难点	本式不是"典型"的导引术，却简单细腻，需要仔细观察动作过程中外导内行所带来的感受
体会	伸展脊柱而放松胸、腹；自觉脊柱甚至整个身体有如一根空心的管道，真气从上而下如甘露灌顶
功用	升降真气，濡养督脉、任脉、冲脉及中脉
主治	胁痛、头痛、项痛、腰痛、脊柱疼痛、痔疮、精神癫狂、鼻子出血等
旁通	白露导引术，峨眉法济庄坐功的心生喜悦、人天合一、法雨甘露

第十八式　霜降两手攀足式

一、述义

霜降，是二十四节气中的第十八个节气，也是秋季的最后一个节气，一般是从每年的 10 月 22 日前后开始，到 11 月 7 日前后结束。霜降时节，天气已渐寒冷，早晚温差较大，地面水气突然遇到冷空气则凝结成霜，故古语有云"气肃而霜降，阴始凝也""气肃而凝，露结为霜矣"。

对于人体而言，肺在五行属金，与秋季相应；肾在五行属水，与冬季相应；又据五行相生之理，"金生水"，故在霜降时节，冬季即将到来之际，导引、养生、保健的重点也逐渐加入了肾的练习，以与之相应；此霜降两手攀足式以腰腿练习为主之要旨也。霜降导引术，作为秋季的最后一个导引术，不仅有对与秋季相应的肺脏的练习，以调整肺所主之呼吸、气机，也有对与"长夏"相应的脾胃、消化系统的练习。本式导引方法并不复杂，却融入了丰富的中医、养生文化内涵，习练者需细细品味与体会。

霜降两手攀足式，主要锻炼足太阳膀胱经及督脉、任脉、足太阴脾经、足阳明胃经等。

长期习练霜降两手攀足式，可以有效防治腰腿强直疼痛、便脓血、小便困难、筋寒疼痛、脚气、脱肛、痔漏，以及腹胀、纳呆、头项强痛、畏寒肢冷等。

二、口诀

霜降两手攀足式

霜降九月阳明五　　寒水太阳膀胱属
丑寅俯身攀足式　　除风祛湿骨肾补

西北起术	平坐脊竖	伸腿贴地	掌将膝护
侧伸两臂	劳宫后吐	俯身向前	双手攀足
捏持足趾	一二其数	向内拉伸	足尖勾鼓
抬头伸腰	上视双目	头颈还原	尽力前俯
两手回复	攀握两足	足尖向前	力到极处
循序渐进	分寸适度	反复修习	还原如故
滋养肝肾	调理任督	强健腰腿	入冬基础

三、导引

1. 正身平坐，两腿自然前伸，两手覆按两膝，竖脊含胸，目视前方。

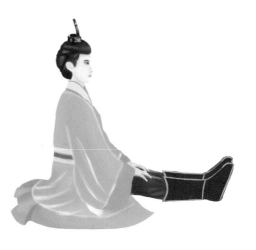

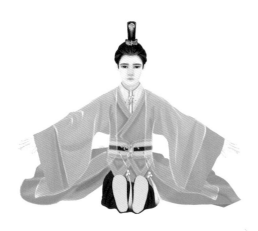

2. 两掌侧伸至约与肚脐相平，小指在上、大指在下，掌心向后。

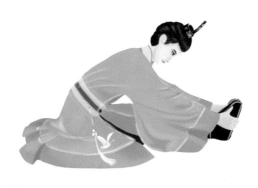

3. 百会领动、俯身向前，同时两臂外旋、两手顺势向前握持两足。

4.两手捏持两足第一、二脚趾并向内拉,足尖内勾;同时下颌向前、向上伸展,伸腰,目视前上方。

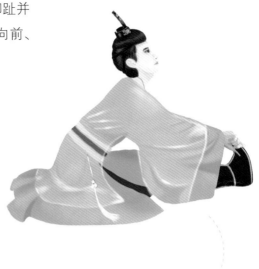

5.收下颌、顶百会,身体前俯并尽力向两腿靠拢,同时两手恢复成握持两足的姿势,足尖前伸,脚背绷直。

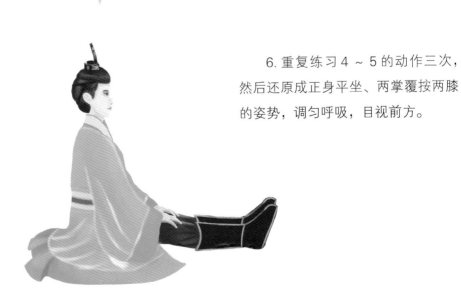

6.重复练习4~5的动作三次,然后还原成正身平坐、两掌覆按两膝的姿势,调匀呼吸,目视前方。

四、学修及主治一览表

导引	霜降两手攀足式
时间	01：00-05：00
方向	西北方
姿势	平坐式
起始	平坐，中指小指带动两臂侧伸，旋臂，俯身攀足……
重点	1.伸下颌带动伸腰，以及上身前俯尽量贴向两腿； 2.伸腰时拉足尖向内，牵拉两腿后侧，身体前俯时足尖前伸，牵拉两腿前侧
难点	动作的幅度要大
体会	脊柱、腰部以及两腿的前后侧进行大幅度的拉伸
功用	调畅任督之气，滋养肝肾，强健腰腿
主治	腰腿强直疼痛、便脓血、小便困难、筋寒疼痛、脚气、脱肛、痔漏，以及腹胀、纳呆、头项强痛、畏寒肢冷等
旁通	少林达摩易筋经的掉尾势，十二段锦的俯身攀足

第十九式　立冬挽肘侧推式

一、述义

立冬，是二十四节气中的第十九个节气，也是冬季的第一个节气，一般是从每年的 11 月 7 日前后开始，到 11 月 22 日前后结束。立，是建立、开始的意思；冬，是结束，有收敛与归藏之意。立冬，既有冬季开始的意思，也有一年将要结束、万物收藏的意思。立冬时节，大自然及人体的阳气都开始逐渐地蛰伏与藏匿起来。从外来看，似一片萧条与死寂，但其内里则生生不已、如如不动，蕴藏着无限的生机。此亦阴中有阳、静中有动之意也。

从人体角度而言，心在五行属火而居于上，肾在五行属水而居于下，要想肾的功能正常，宜使心气下降以温煦肾水，使其不过于寒冷，即经云"投火入水"之法，此与冬季之气相通、相应。丹医理论认为，人的手臂属心、属阳，人的腿足属肾、属阴，故冬季导引术皆以手足动作练习为主且更侧重于手臂的练习，尤以立冬、小雪、大雪、冬至几个节气的导引术更具有代表性。

立冬挽肘侧推式，主要锻炼足厥阴肝经及手厥阴心包经、足少阳胆经、手太阴肺经等。立掌、展肩、扩胸、推掌以及转体等动作的练习，具有肝肺并练、肺肾并练、心肾并练的功效。展肩扩胸有刺激肺经之云门、肝经之期门的良好作用；掌心劳宫穴熨贴肘内曲泽穴，具有促进手厥阴心包经气脉循行的功效。立冬节气的导引术在练习与冬季相应的肾脏的同时，也有对与春气相应的肝胆、与秋气相应的肺脏的练习，正是体现了中医养生的整体观，以及阴阳、五行、五脏等理论分而不分之意。

长期习练立冬挽肘侧推式，可以有效防治胸胁支满胀痛、呕吐、大便溏泄、耳鸣、耳聋、眼睛肿痛、腹胁胀满、四肢胀满，以及头痛、颈痛、肩痛、臂肘痛等。

二、口诀

立冬挽肘侧推式

立冬十月五阳明	足厥阴肝风木行
丑寅挽肘侧推式	胸胁积滞耳目清

立冬盘坐	西北起练	右掌划弧	缓经体前
贴于左肘	势如落雁	左臂运动	且上且前
与肩水平	掌背向天	旋臂转掌	身亦随焉
左右屈肘	立掌肩前	行云流水	躯干右旋
右前排山	头颈左转	伸指舒腕	气沉丹田
两臂侧开	头身正前	沉肩坠肘	臂掌还原
反向操作	方法同前	水火既济	太极寓焉

三、导引

1. 正身端坐，两手覆按两膝，竖脊含胸，目视前方。

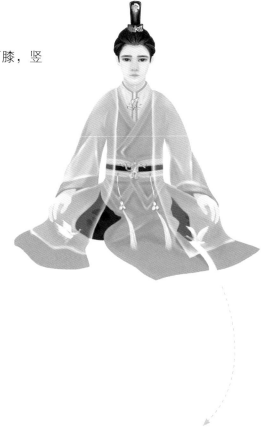

2. 右掌侧伸，经体前划弧至掌心轻按于左肘内侧。

3.左手中指带动左臂前伸至与肩平齐。

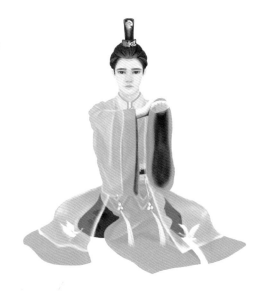

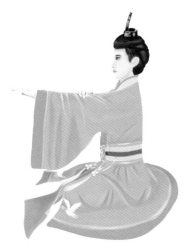

正面   侧面

4.左臂水平外展，同时外旋，转掌心向上，身体随之左转。

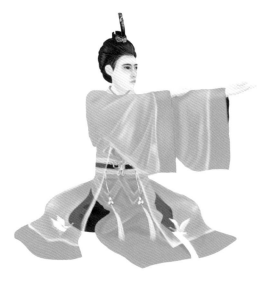

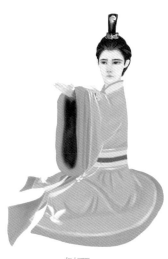

正面   侧面

5. 左臂屈肘内收，右掌松开亦屈肘内收，两掌立于肩前，掌心相对，指尖向上。

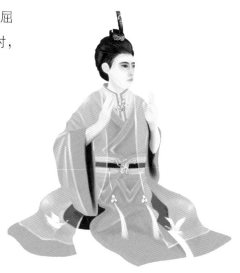

6. 身体向右转至极限。

7. 先展肩扩胸，再沉肩伸臂、两掌前推，两臂平行，与肩同高，掌心向前、指尖向上，力达掌根；同时头面水平向左转至极限，目视左前方。

189

8. 指尖前伸成掌心向下。

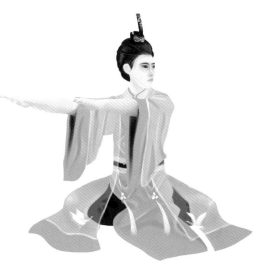

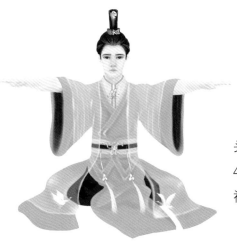

9. 左掌向左前水平伸展，同时头颈转回正前，两臂分别向体前左右45°侧伸至与肩相平，掌心向下，目视前方。

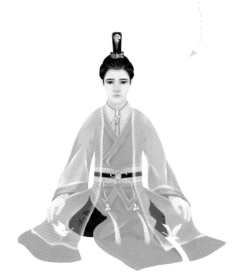

10. 沉肩、坠肘、松腕、舒指，两臂下落、两手还原至覆按两膝，目视前下方，呼吸自然，全身放松。

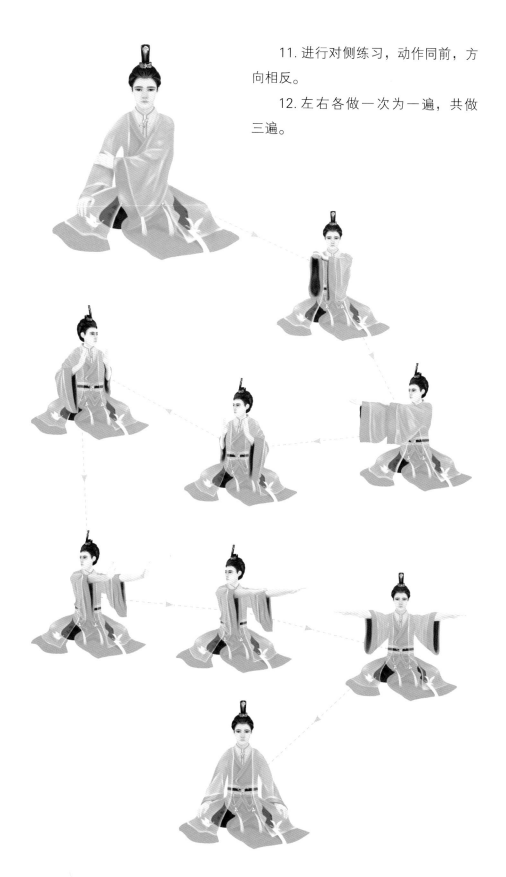

11. 进行对侧练习，动作同前，方向相反。

12. 左右各做一次为一遍，共做三遍。

四、学修及主治一览表

导引	立冬挽肘侧推式
时间	01：00-05：00
方向	西北方
姿势	盘坐式
起始	右臂向右侧伸，再旋臂向前划弧，屈肘，右掌轻按于左肘内侧……
重点	1. 挽肘是以手掌轻按、熨贴在另一臂肘的内侧；采用"粘"字诀的方法； 2. 推掌时，两掌以小指一侧带动向侧前方推动，掌心相对，再逐渐转掌心向前，转掌与头颈转向对侧的动作协调一致，形成争力
难点	"粘"字诀是以手掌与对侧手臂形成一个整体，动作过程中，手掌完全放松地粘贴着对侧肘臂，不丢、不领
体会	1. 体会"粘"字诀中两臂之间的整劲、矛盾劲、阴阳劲以及力劲的消、耸； 2. 体会动作"斜中寓正"，并与春分导引术相对比
功用	补益心气，温补肾水；调整带脉、调和肝胆
主治	胸胁支满胀痛、呕吐、大便溏泄、耳鸣、耳聋、眼睛肿痛、腹部胀满、四肢胀满，以及头痛、颈痛、肩痛、臂肘痛等
旁通	武当太极十三式的排山掌，少林达摩易筋经的出爪亮翅式，六字诀的呬字诀

第二十式　小雪蛇行蛹动式

一、述义

小雪，是二十四节气中的第二十个节气，也是冬季的第二个节气，一般是从每年的 11 月 22 日前后开始，到 12 月 7 日前后结束。小雪时节，由于天气寒冷，降水由雨变为雪，但与下一个节气相比较，在降雪量上有差异，故分为小雪、大雪。

丹医理论认为：人体四肢为脾所主，脾土旺盛，则四肢健壮而有力。四肢细分之，上肢属于心，心属火而主神明，故上肢灵动而善巧，人们常说"心灵手巧"；下肢属肾，肾属水而主骨、主力，故下肢沉稳而有力。依据四季与四脏相对应的理论，冬季与肾脏相应，导引术应以属于肾脏的下肢练习为主，立冬、小雪节气的导引术则是以属于心脏的上肢动作练习为主，这正是中医学中心肾相交、水火既济等理论的具体运用和体现，同时也为之后大雪、冬至等节气导引术中手足并练的方法打下了基础。

小雪蛇行蛹动式，主要锻炼足厥阴肝经及手厥阴心包经，动作以手臂的"蛇行蛹动"练习为主，看似简单，实则不易，需要细细体会琢磨。这个练习不仅可以疏通手臂部的三阴、三阳六条经脉的气血，改善微循环，也是所有导引术和太极拳等功夫中"节节贯通"的具体练习方法。

长期习练小雪蛇行蛹动式，可以有效防治小便闭塞不畅、各种疝证、阴缩、筋挛疼痛、淋病、腹泻，以及手臂麻木疼痛、肩背痛、手冷等。

二、口诀

小雪蛇行蛹动式

小雪十月太阳终　　足厥阴肝木风通

丑寅挽肘蛹动式　　补心却在益肾中

日面西北	盘坐巍巍	右掌弧形	体前斜飞
掌心轻落	熨贴肘内	左臂前伸	千军可挥
剑诀森森	势不可违	弹指成掌	力达气随
臂肘腕掌	与指波随	蛇行蚕蛹	节节相催
消竿粘连	三复而回	沉肩坠肘	腕指绽蕾
两臂侧平	肩沉肘坠	对侧修习	依法施为
三周三复	还原返归	剑诀之势	用法精微

三、导引

1.正身端坐，两手覆按两膝，竖脊含胸，目视前方。

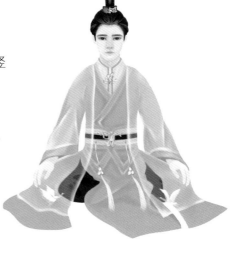

2.右掌侧伸，经体前划弧至掌心轻按于左肘内侧。

3.左手中指带动左臂前伸至与肩平齐。

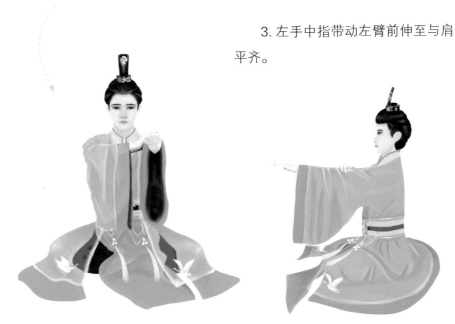

正面

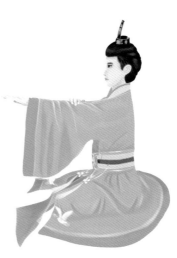

侧面

4.左手指尖远伸并坐腕成"剑诀",食指、中指指尖向上,手心向前,目视指尖。

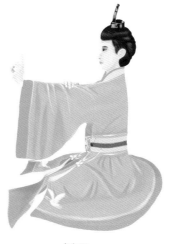

侧面

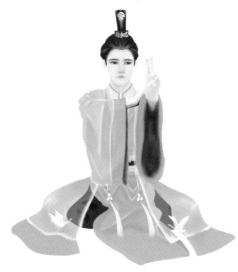

正面

5.剑诀指尖向前伸展,同时小指、无名指、大拇指弹开并前伸成掌,掌心向下,目视前方。

6.左肩依次催动左臂、肘、腕、掌、指,呈波浪式向前伸展,节节贯通,如蛇行蚕蛹,重复练习三次。

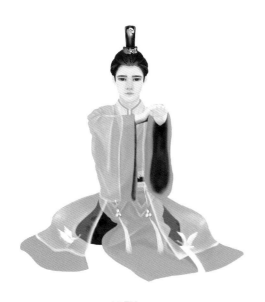

正面

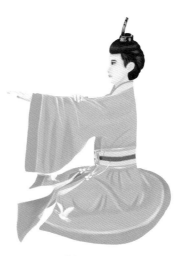

侧面

7. 左臂沉肩、坠肘、松腕、舒指，下落还原，左手覆按左膝。

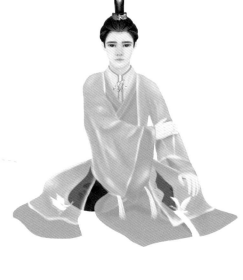

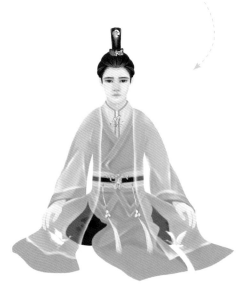

8. 右掌松开，两臂向体前左右45°侧伸至与肩相平，掌心向下，目视前方。

9. 沉肩、坠肘、松腕、舒指，两臂下落、两手还原至覆按两膝，目视前下方，呼吸自然，全身放松。

10.进行对侧练习，动作同上，方向相反。

11.左右各做一次为一遍，共做三遍。

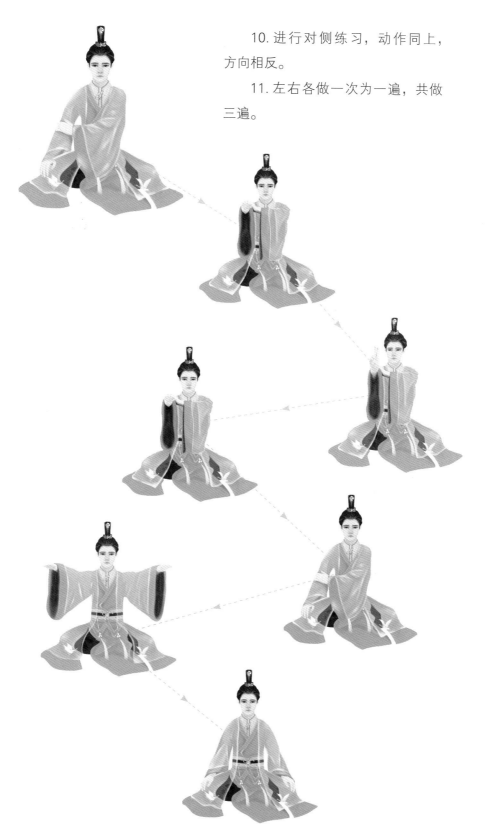

四、学修及主治一览表

导引	小雪蛇行蛹动式
时间	01：00–05：00
方向	西北方
姿势	盘坐式
起始	右臂向右侧伸，再旋臂向前划弧，屈肘，右掌轻按于左肘内侧……
重点	1. 剑诀：拇指扣压在无名指、小指指甲上，意念集中在中指、食指指尖； 2. "粘"字诀：手掌与对侧手臂形成一个整体，动作过程中，手掌完全放松地粘贴着对侧肘臂，随之运动，不丢、不领； 3. 蛇行蛹动时身体保持中正，而身体其他部位尽量保持放松
难点	握剑诀、弹剑诀及蛇行蛹动的过程中，两侧手臂要保持协调一致，形成一个整体
体会	蛇形蛹动的动作确实犹如蛇的行走和蚕的蛹动
功用	升阳益气，补心益肾，改善微循环
主治	小便闭塞不畅、各种疝证、阴缩、筋挛疼痛、淋病、腹泻，以及手臂麻木疼痛、肩背痛、手冷等
旁通	峨眉十二庄之小字庄的朝天一炷香，太极拳的推手，十二段锦的摇转辘轳

第二十一式　大雪活步通臂式

一、述义

大雪，是二十四节气中的第二十一个节气，也是冬季的第三个节气，一般是从每年的 12 月 7 日前后开始，到 12 月 22 日前后结束。古人说

"大者，盛也，至此而雪盛也"，是与小雪节气相对而言，故曰大雪。

大雪导引术是二十四节气导引术中两个站式导引术之一，也是唯——个有着步法、身法变化练习的导引术。从外而言，以锻炼腰腿、肩臂为主；对内而言，则以调补心肾为主，以与大雪节气相应。动作演练起来两臂如蛇形蛹动、节节贯通，步法则有插步、盖步，左右交替变换，动作上下相随，姿态优美，宛若舞蹈。活步通臂式中"活"与"通"两字反映出大雪节气的导引原则。大雪节气，人体需要"活"筋骨以"通"气血，从而抵御风寒，实现对人体的再次"浇灌"。

大雪活步通臂式，主要锻炼足少阴肾经及足太阳膀胱经、手厥阴心包经等。步法的变换练习，可以有效提高腰腿的功能，达到壮腰、健腿、补肾的功效；而蛇行蛹动、左右通臂的练习可以有效疏通手三阴、手三阳经脉，促进阴阳经脉气血交汇。

长期习练大雪活步通臂式，可以有效防治脚膝风湿疼痛僵直、口中热、咽喉肿痛、黄疸、饥不欲食、咳血、易恐惧害怕，以及心病、脾病、肾病、腰腿无力、四肢怕冷、肩背疼痛、臂肘疼痛等。

二、口诀

大雪活步通臂式

大雪十一月太阳		足厥阴肝风木当	
子丑活步兼通臂		交通心肾腰腿康	
大雪行功	与众不同	朝向正北	正立如松
向左开步	两臂升空	左右伸展	高与肩同
右脚插步	左肩催动	如波相随	节节贯通
再开左脚	一字须工	左右立掌	排山势雄
伸指平掌	一字正中	左脚盖步	右肩臂通
右脚开步	再与一重	两臂下落	左脚收拢
再开右步	反向用功	三阴三阳	手上行虹

三、导引

1.两脚并拢，松静站立，两臂自然下垂，头正颈直、竖脊含胸，目视前方。

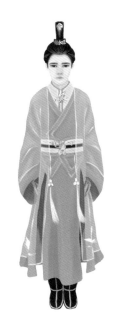

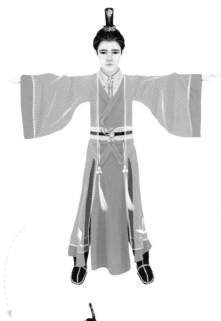

2.左脚向左开步，略宽于肩，两脚平行，脚尖向前，同时中指带动两臂侧伸至与肩相平成一字，掌心向下。

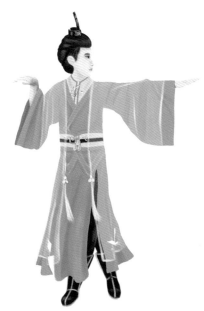

3.右脚经左脚后向左"插步"，同时左肩催动左臂、肘、腕、掌、指依次向左水平伸展，节节贯穿，力达指尖，右臂随之内收，头颈左转，目视左侧。

4. 左脚向左开步，同时两臂伸展成一字，头颈转正，目视前方。

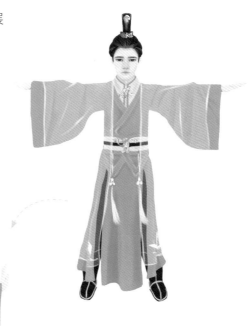

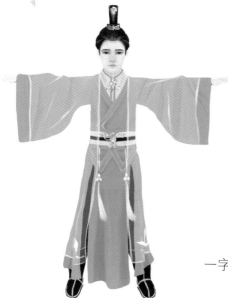

5. 十指向远、向上伸展并顺势立掌，掌心向外，指尖向上，以掌根带动两臂尽力远伸。

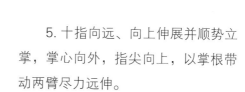

6. 十指远伸，两掌放平，还原成一字。

7. 左脚经右脚前向右侧"盖步"，同时右肩催动右臂、肘、腕、掌、指向右水平伸展，节节贯穿，力达指尖，左臂随之内收，头颈右转，目视右侧。

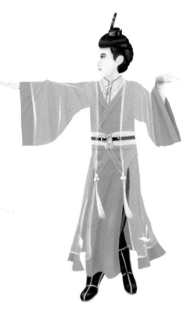

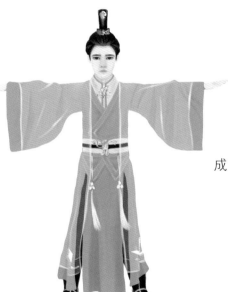

8. 右脚向右开步，同时两臂侧伸成一字，头颈转正，目视前方。

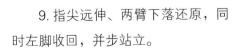

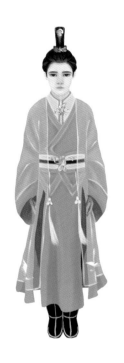

9. 指尖远伸、两臂下落还原，同时左脚收回，并步站立。

10.进行对侧练习，动作同前，方向相反。

11.左右各做一次为一遍，共做三遍。

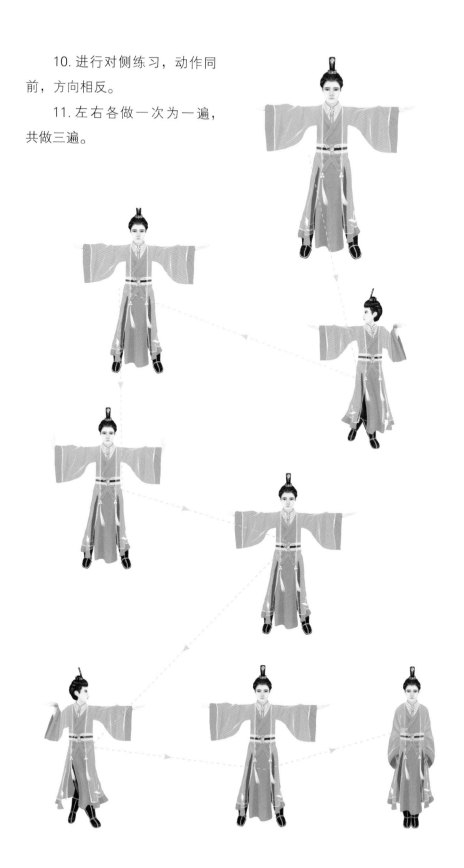

四、学修及主治一览表

导引	大雪活步通臂式
时间	23：00-03：00
方向	北方
姿势	站式
起始	站立，左脚开步，两臂成"一字势"，右脚插步同时左肩通臂……
重点	1. "一字势"：两中指带动两臂尽力向远侧伸，与肩同高，成一字； 2. 由立掌坐腕还原成"一字势"时，指尖远伸将两臂拉直，并非放松腕掌； 3. 手臂的蛇行蛹动，从肩至臂，再至肘、腕、掌、指，节节贯穿
难点	下肢步法的变化与上肢蛇形蛹动的动作同步进行，身法保持协调一致
体会	先练习步法，开步→插步→开步→盖步→开步→并步；再练习上肢动作，"一字势"→通臂劲→"一字势"→立掌→对侧通臂劲→"一字势"；最后上下肢动作合在一起练习
功用	补肾、壮腰、健腿
主治	脚膝疼痛僵直、口干、咽喉肿痛、黄疸、饥不欲食、咳血、易恐惧害怕，以及腰腿疼痛无力、四肢怕冷、肩背疼痛、臂肘疼痛等
旁通	峨眉法济庄的通臂劲，导引养生功十二法的平沙落雁，一分钟五禽拳的虎踞龙盘

第二十二式　冬至升嘶降嘿式

一、述义

冬至，是二十四节气中的第二十二个节气，也是冬季的第四个节气，一般是从每年的 12 月 22 日前后开始，到次年 1 月 5 日前后结束。至者，极也，到也。冬至，顾名思义，就是寒冷的冬天到达极点的时节。冬至这一天是一年中北半球日照时间最短的一天，也是白天时间最短、夜晚时间最长的一天，是一年中"阴"最旺的时候。根据物极必反、阴极必阳的理论，所谓"阴极之至，阳气始生"，从冬至这一天开始，阳气开始逐渐回升，故此有"冬至一阳生"的说法。在古代养生修炼中，非常重视阳气初生这一时期，认为阳气初生，就像农民育苗、妇人怀孕一样，需小心保护，精心调养，才能使其逐渐壮大；而只有人体内的阳气充足，才能达到祛病延年的目的。所以每日的子时、每年的子月（即冬至）在养生学中都有着重要的地位，是阴阳转枢的时刻。若能从此时起，顺应阳生阴敛之势进行导引、食饵、药物等一系列的养生保健，必能收到事半功倍的效果，故冬至养生为历代养生家所重视，甚至有"冬至大如年"之说，很多地区还把冬至作为重要的节日一直延续到今天。

根据人体初阳始升这一特点，冬至导引术在手足并练的同时，加入了升气嘶字诀、降气嘿字诀的呼吸吐纳口诀练习，使体内真气先升后降，从而达到温肾助阳、强健腰腿的功效。正如古诀所云："升则嘶嘶，降则嘿嘿，开合一如，结丹在兹"。

冬至升嘶降嘿式，主要锻炼足少阴肾经。吸气运用嘶字诀时，体内"先天真气"由腹部提升到胸中，同时由口鼻吸入的自然界"后天之气"也进入胸中，先后二天之气在胸中交会融合；呼气运用嘿字诀时，在胸中交融之后的先天真气缓缓降回腹部丹田，而交融之后产生的浊气则由口鼻呼出体外。古人认为这种呼吸方法有类似"爻变"的作用，有利于心肾相交、水火既济。这一式动作中两手鹰爪、虎爪的变化练习，可以加强气血贯注于两掌，而两掌用热力贯注两膝，不仅可以改善两膝、两腿的功能，也可以提高内气外放、外气内收的作用，为内功按跷打下扎实的基础。

长期习练冬至升嘶降嘿式，可以有效防治足痿、背脊疼痛、股痛、胸腹痛、胁下痛、嗜睡、大便秘结、咳嗽、腰冷，以及心病、脾病、肾病、膝关节疼痛等。

二、口诀

冬至升嘶降嘿式

冬至太阳月十一　　足少阴肾君火依

子丑升嘶降嘿式　　通经活络壮丹气

冬至导引　心肾相交　面北而起　平坐直腰

张开十指　势成鹰爪　中指不动　其余护绕

屈指内扣　继变虎爪　抓扣两膝　嘶气提高

两腿屈膝　胸前渐靠　收腹提肛　耳根上挑

拔伸脊柱　内外协调　转掌旋按　平伸腿脚

嘿字壮气　同步而啸　鹰虎在膝　体会精妙

三行其术　还原功了　先天后天　融气浩浩

三、导引

1.正身平坐，两腿自然前伸，两手覆按两膝，竖脊含胸，目视前方。

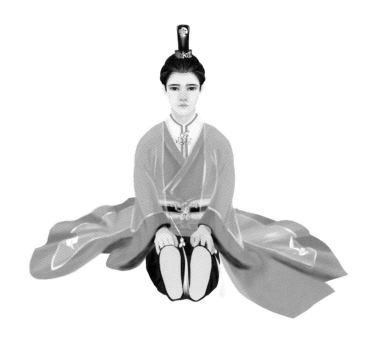

2. 两手张开成"鹰爪"，然后屈指内扣成"虎爪"，顺势抓扣两膝盖并向上提拉，两腿借力屈膝内收至胸前，脚跟着地，同时吸气念"嘶字诀"并收腹提肛，略停。

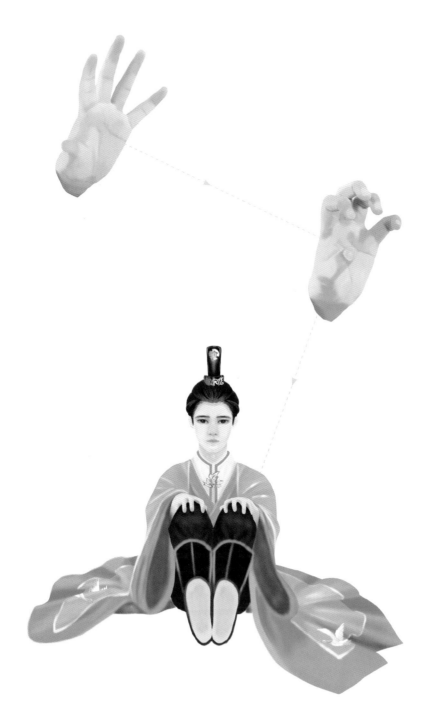

附：嘶字诀操作方法

读音：嘶（sī）音同丝，也写作呬。

口型：牙齿轻扣，上唇微微着力贴紧上门牙，使人中穴、兑端穴贴紧龈交穴，下唇微微放松反卷，使承浆穴适当封闭，舌平放，舌尖轻轻抵在上门牙内侧。

呼吸：吸气，逆腹式呼吸。

方法：口型做好之后，均匀地吸气入内，气息从下牙齿缝中缓慢吸入，同时自然发出舌齿音"嘶"的声音，口角及两腮随之自然鼓张。

要点：吸气入内要缓慢、均匀、柔和、细密、深长。"嘶"的声音是气息通过牙齿时自然发出的，不能望文生义而去念"嘶"这个字。"嘶"的声音不要过大，以自己能够听到为度。

3. 两手内旋变掌下按，两腿借势伸直，同时呼气念"嘿字诀"，全身放松。

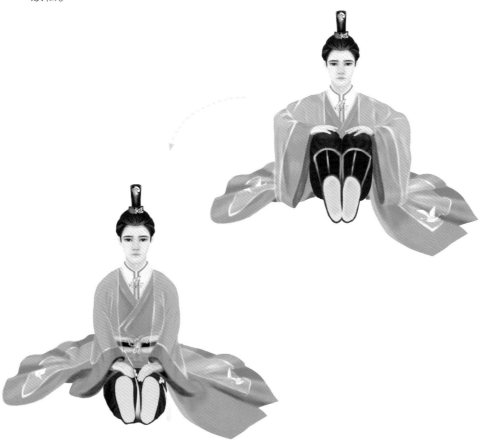

附：嘿字诀操作方法

读音：嘿（hēi），音同黑，也写作嗨（hāi）。

口型：口微张，舌头平伸，左右两边的上下大牙（即磨牙，俗称后槽牙）呈临空作咬的姿势，好像咬着枣核似的，上唇微微着力贴紧上门牙，使人中穴、兑端穴贴紧龈交穴，下唇微微放松反卷，使承浆穴适当封闭，呼气时两侧哦呀穴鼓动向外。

呼吸：呼气，逆腹式呼吸。

方法：口型做好之后，均匀缓慢地呼气外出，气息经口腔及两侧凌空作咬状的六颗大牙之间缓缓呼出体外，同时吐嘿字音。在吐气将尽之时，如吹"纸捻"似的，舌尖向前一送并轻轻抵在门牙上，好像汽车刹车似的使呼气立止。

要点：呼气外出要缓慢、均匀、柔和、细密、深长。"嘿"的声音是气息通过喉部自然发出的，不能望文生义而去念"嘿"这个字，也正是这个原因，嘿字诀听起来既像嘿的声音，又像嗨的声音。"嘿"的声音不要过大，以自己能够听到为度。吐嘿字诀时，腹部要自然放松外鼓，同时腰部的命门穴、腰阳关、辘轳关都要放松，这样才能使真气顺利的沉降。

4. 两掌外旋成指尖向前，略停，体会掌心热力向两膝深处传导。

5. 重复上述动作，练习 3 ~ 6 遍。

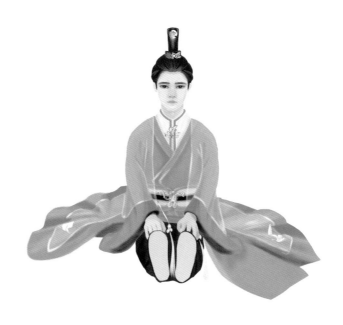

四、学修及主治一览表

导引	冬至升嘶降嘿式
时间	23：00–03：00
方向	北方
姿势	平坐式
起始	平坐，两手覆盖两膝，十指张开成"鹰爪"，屈指成"虎爪"，抓扣两膝……
重点	1. 嘶字诀与嘿字诀的练习； 2. 鹰爪劲和虎爪劲的练习
难点	虎爪抓扣膝盖，配合嘶字诀，吸气、内收两腿，同时收腹、提肛、拔伸脊柱，然后闭气稍停，内外练习要协调一致
体会	先以自然站立的姿势练习升嘶降嘿的吐纳口诀，熟练后再配合动作
功用	温肾助阳、强健腰腿
主治	足痿、背脊疼痛、股痛、胸腹痛、胁下痛、嗜睡、大便秘结、咳嗽、腰冷，以及膝关节疼痛等
旁通	峨眉十二庄的连环三昧掌，五禽戏的虎戏，峨眉天罡指穴法的虎爪劲、鹰爪劲

第二十三式　小寒只手擎天式

一、述义

　　小寒，是二十四节气中的第二十三个节气，也是冬季的第五个节气，一般是从次年的 1 月 5 日前后开始，到次年 1 月 20 日前后结束。小寒是全年中最冷的节气之一。所谓小寒，是与下一个节气大寒相比较而言的，天气虽然还未冷到极点，但已经是非常寒冷的时节了。

根据物极必反、阴极必阳的理论，小寒时节，虽然寒冷至极，阳气却已渐渐开始回升。所以在小寒只手擎天式的导引术中，不仅有强壮腰肾的动作练习，也加入了拔伸、托举等有利于生发阳气的动作练习，正体现了阴极而阳的自然之理。

小寒只手擎天式，主要锻炼足太阴脾经及足阳明胃经、足少阳胆经、足厥阴肝经等。这一式动作不仅可以疏肝理气、和胃健脾及增强消化系统功能，同时有助于体内阳和之气的升发、布散，使人体得到温煦以抵御寒冷。

长期习练小寒只手擎天式，可以有效防治食入即吐、胃脘疼痛、脘腹胀满、饮后满胀、食欲减退、经常打嗝、腹泻如水，以及胁痛、腰痛、头项痛等。

二、口诀

小寒只手擎天式

小寒十二太阳主　　足太阴脾配湿土
子丑托按若擎天　　脘腹胀满除泻注

小寒时节	助阳而练	面向东北	盘坐为先
伸臂划弧	掌偎腰间	右掌左穿	略高于肩
身随左转	脊柱拔旋	中指引领	余处随焉
右臂上举	只手擎天	左掌按地	覆于腿前
目视右掌	两臂相率	右降左随	捧掌腹前
侧伸两臂	下落还原	手按两膝	呼吸自然
反向修习	其法如前	三周其复	功满行圆

三、导引

1.正身端坐，两手覆按两膝，竖脊含胸，目视前方。

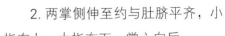

2.两掌侧伸至约与肚脐平齐，小指在上、大指在下、掌心向后。

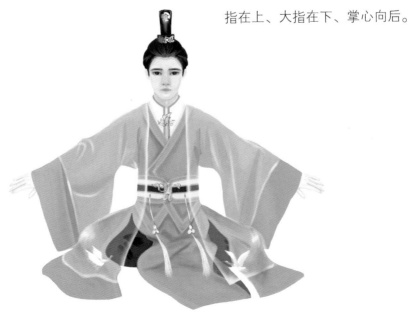

3. 两臂外旋，经体前划弧并屈肘内收至腰间，掌心向上，目视前方。

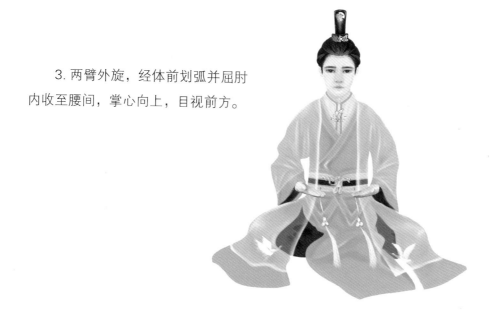

4. 右掌向左侧穿掌，力达指尖，右掌略高于左肩，同时身体随之左转，目视右掌指尖。

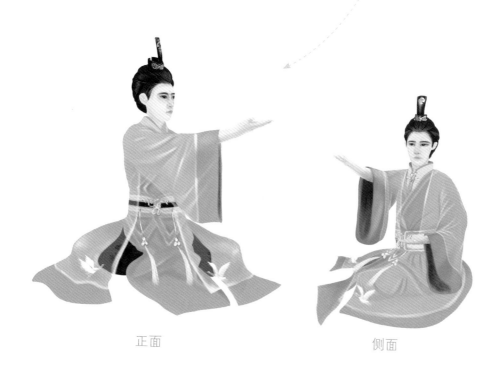

正面　　　　　　　　侧面

5.右臂外旋并转掌向上托至头顶上方，掌心向上，指尖向左，头身随之仰转，目视右掌；同时，左臂内旋、前伸并转掌向下按至地面。

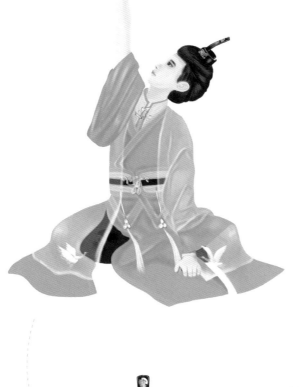

6.右臂松肩坠肘，经体前慢慢下收至腰间，同时左掌收回腰间，两掌心向上，头颈转正，目视前方。

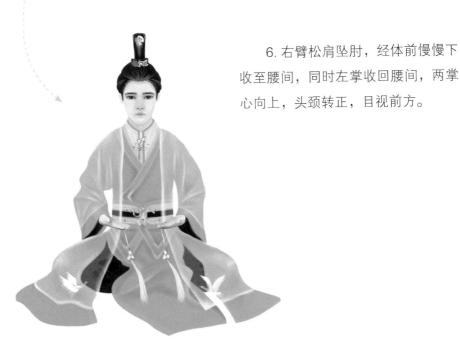

7. 两臂向体前左右45° 侧伸至
与肩相平，掌心向下，目视前方。

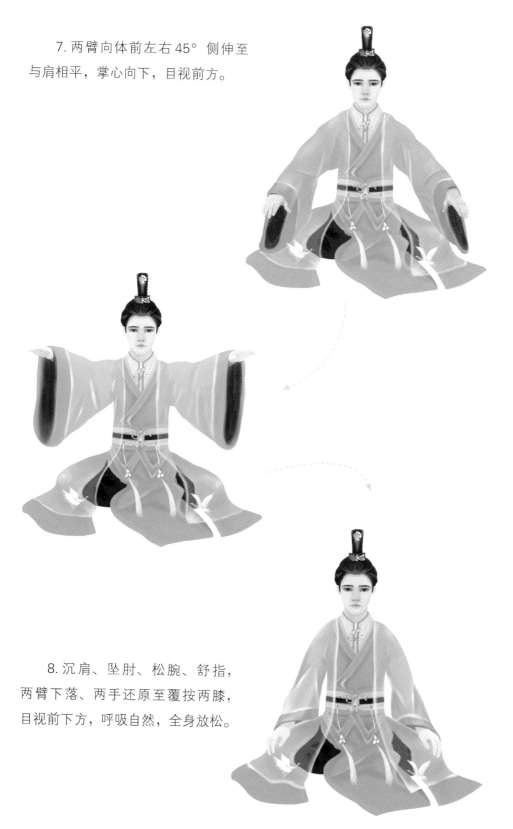

8. 沉肩、坠肘、松腕、舒指，
两臂下落、两手还原至覆按两膝，
目视前下方，呼吸自然，全身放松。

9.进行对侧练习，动作同前，方向相反。

10.左右各做一次为一遍，共做三遍。

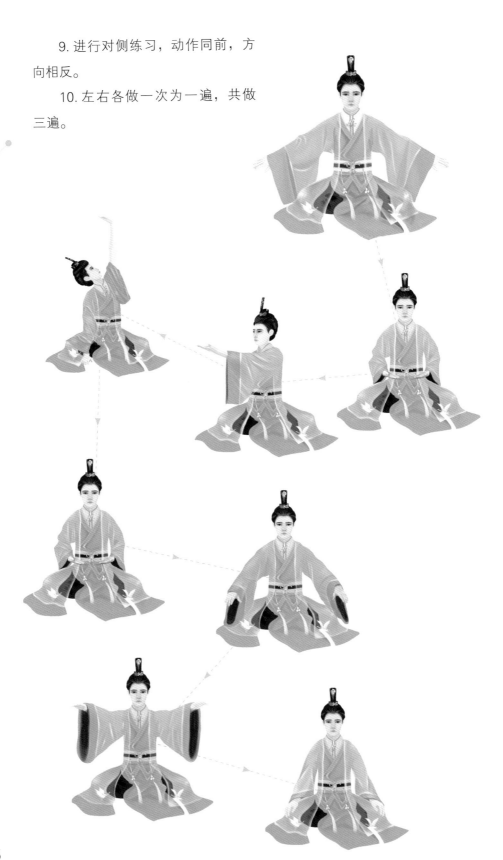

四、学修及主治一览表

导引	小寒只手擎天式
时间	23：00-03：00
方向	东北方
姿势	盘坐式
起始	两臂侧伸，旋臂划弧，屈肘收两掌至腰间，穿右掌向左，带动身体左转……
重点	1. 以中指带动穿掌及身体的转动； 2. 身体转动时，脊柱旋转，保持拔伸； 3. 一掌上托、一掌下按，两臂反向用力，对拔拉伸
难点	1. 中指在整套动作过程中要保持远伸、引领全身的状态，并在进行动作时逐渐将劲力加大； 2. 一掌上托，一掌按地，转头目视上方手掌，这些动作需同步进行
体会	两掌对拔拉伸时，体会身体犹如一个圆锥体，施力点在圆锥体的尖端，即上托的手掌处，身体外形斜，内里直
功用	疏肝理气，和胃健脾，补肾益精，调经益血
主治	食入即吐、胃脘疼痛、脘腹胀满、饮后满胀、食欲减退、经常打嗝、腹泻如水，以及胁痛、腰痛、头项痛等
旁通	六字诀的嘘字诀，马王堆导引术的引腹

第二十四式　大寒单腿地支式

一、述义

大寒，是二十四节气中的最后一个节气，也是冬季的最后一个节气，一般是从次年的 1 月 20 日前后开始，到次年的 2 月 5 日前后结束。古人说"寒气之逆极，故谓大寒"，是天气寒冷到极点的意思，也就是说大寒是一年中最冷的时节。

根据阴阳学说，物极必反、阴极必阳，此时自然界虽然冰天雪地、寒冷无比，却蕴藏着无限生机，阳气也是"蠢蠢欲动"，正待又一年春天的到来。对于人体而言，冬季的导引术中，一方面，加强了属于肾的腰、腿的锻炼以及沉气、敛气、温养的作用；另一方面，也加入了属于心的手臂的锻炼以及升气、生气、炼气的方法，原因就在于此。大寒单腿地支式中，更增加了诸如搜裆腿、翘剪式、海底针等下肢的练习，使其滋养肝肾、强壮腰腿的功效更加突出，并增强了膀胱气化的功能，以发动阴中之阳的肾中真阳，以应大寒之气。

大寒单腿地支式，主要锻炼足太阴脾经及足阳明胃经、足太阳膀胱经、足少阴肾经等。丹医理论认为，脾主肌肉及四肢，而肾主全身骨骼，所以这一式的导引练习具有强健脾、肾功能的作用。相对于其他节气的导引术而言，其运动量、运动强度都偏大，尤其是对于腰腿的练习，所谓"大寒流大汗"是也。

长期习练大寒单腿地支式，可以达到强健腰腿、延缓衰老的作用，能有效防治舌头僵硬不灵活、不能躺卧、腹胀、肠鸣、大便清稀、脚不能屈伸行走、九窍不通，以及腰腿疼痛无力、足跟冷痛等。

二、口诀

大寒单腿地支式

大寒十二月厥阴	脾足太阴湿土行
子丑单腿地支式	腰腿强健腹肠鸣

大寒之功	其术为奇	东北而起	跪坐如仪
百会上顶	渐变跪立	右移重心	左脚踏地
身躯后仰	双掌按地	提膝抬腿	左脚前踢
力勾足尖	翘剪略息	屈膝收腿	至于胸齐
伸膝伸腿	足踵用力	屈伸之间	反复修习
还收左腿	下落踏地	前移重心	双手缓起
左腿取回	直身跪立	反向施为	三复为宜

三、导引

1.正身跪坐，两手覆按于两腿上，头正颈直，竖脊含胸，目视前方。

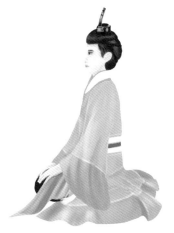

侧面

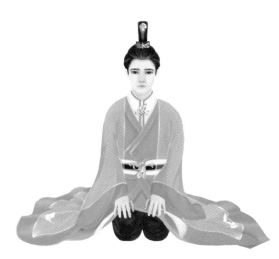

正面

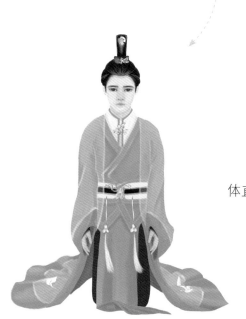

2.下巴内收、百会上顶，带动身体直起成跪立。

3. 左脚前踏，目视前方。

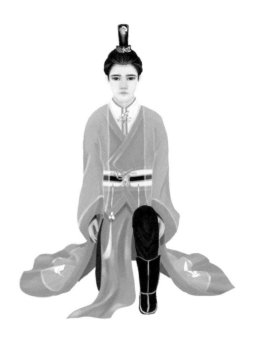

4. 重心后移并坐于右脚跟上，上身后仰，同时两手顺势支撑于身体两侧，掌心按地，指尖向前，目视前上方。

正面

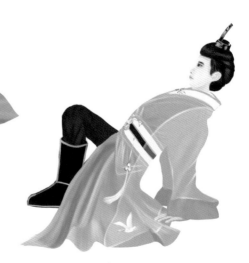

侧面

5. 左脚缓缓向前上方踢出，左腿伸直，脚背绷直，目视脚尖。

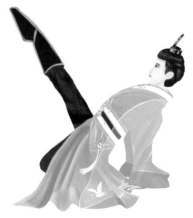

侧面

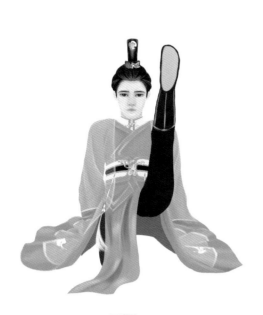

正面

6. 左脚尖尽力内勾，略停。

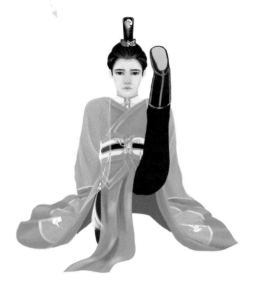

正面

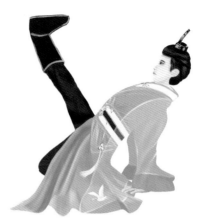

侧面

7. 左腿屈膝内收至胸前。

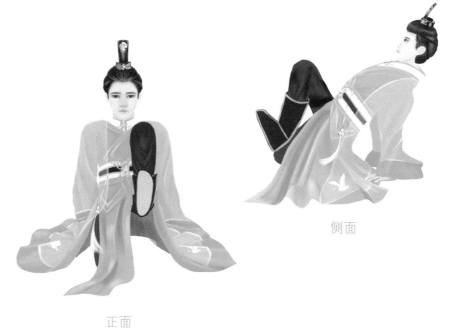

侧面

正面

8. 左脚跟用力向前上方慢慢蹬出，力达脚跟。

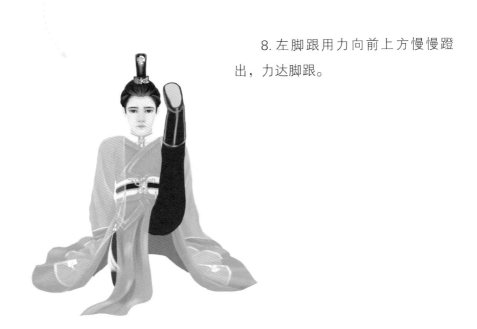

9. 重复 7 ~ 8 的动作三次。

10. 左腿收到胸前后，左脚下落踏地，重心前移，两手离地，成跪立，左腿收回，成跪坐，目视前方。

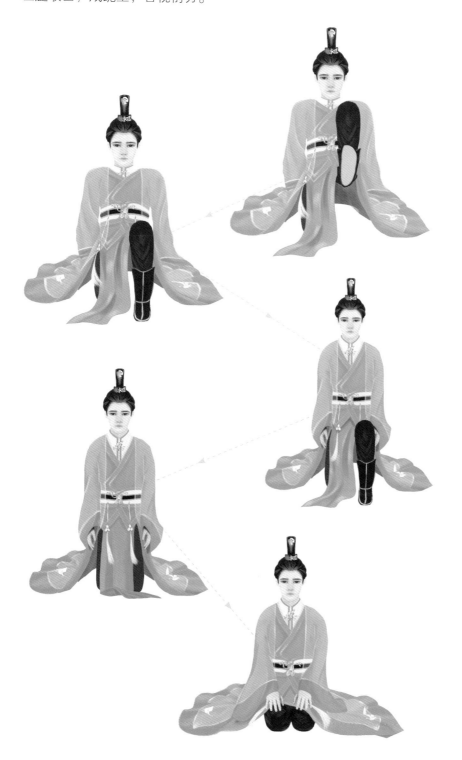

11. 进行对侧练习，动作同前，方向相反。

12. 左右各做一次为一遍，共做三遍。

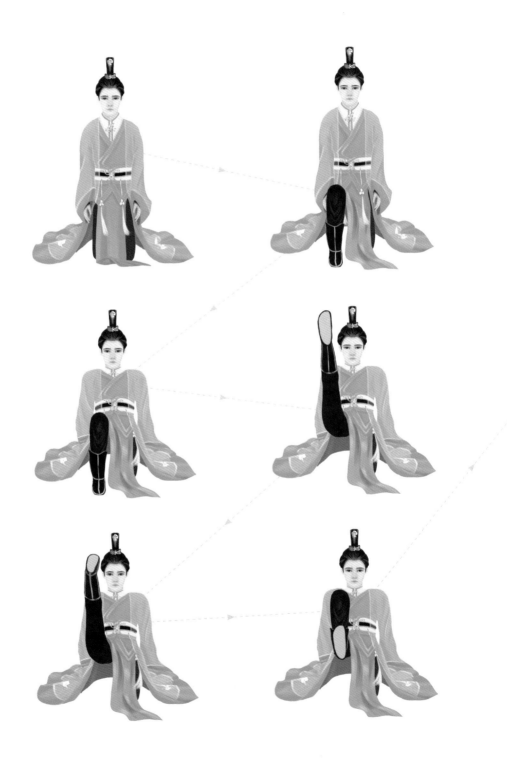

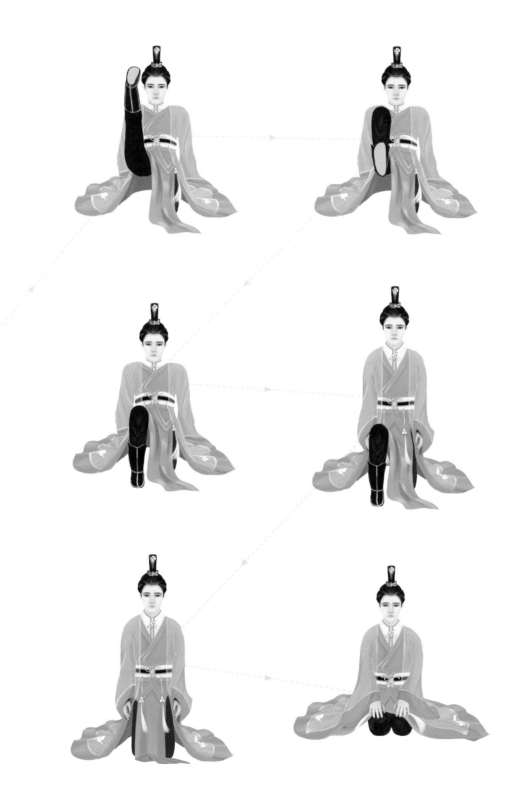

四、学修及主治一览表

导引	大寒单腿地支式
时间	23：00-03：00
方向	东北方
姿势	跪坐式
起始	跪坐，百会上顶成跪立，左脚踏地，身体向后坐于右足跟上……
重点	1.臀部坐于足跟时，脊柱保持对拔拉伸； 2.蹬腿时，力达足跟；收腿时，尽力将腿向胸前靠拢
难点	动作过程中，臀部保持稳坐于足跟，同时脊柱保持对拔拉伸
体会	脊柱和蹬出腿的大腿后侧被拉伸
功用	强健腰腿，滋补肝肾
主治	舌头僵硬不灵活、不能卧躺、腹胀、肠鸣、大便清稀、脚不能屈伸行走、九窍不通，以及腰腿疼痛无力、足跟冷痛等
旁通	峨眉五脏小炼形·心脏小炼形，峨眉十二庄之心字庄的铁板桥功夫

图谱篇

关于二十四节气导引法，历代文献记载略有差异，本书以师传的丹道秘本《万寿仙书抄本》为基础，同时参考《保生心鉴》《遵生八笺》《三才图会》《万育仙书》《癸巳存稿》等各家文献，结合自身学医练功的体会，对《万寿仙书抄本》关于二十四节气导引法的原文进行了整理、校对以及白话翻译、注解，便于读者参考学习。

二十四节气导引法

立春叠掌按髀式

东北起练　两臂抬前　平行相对　后臂平肩
旋臂叠掌　左地右天　神存何处　中指之尖
屈臂收掌　至左乳前　掌按髀上　微微竿肩
收腹提肛　身形端严　转头右视　劲至枝限
缓缓回收　头转正前　放松肩臂　气降丹田
两臂侧伸　如按琴弦　沉肩坠肘　下落还原
反向导引　其法同前　左右交替　术在斯焉

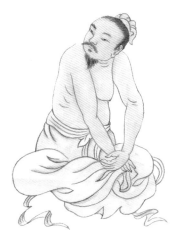

（一）图谱原文

立春正月节，运主厥阴初气，时配手少阳三焦相火。

每日子、丑时，叠手按髀，转身拗颈，左右耸引，各三五度。叩齿、吐纳、漱咽三次。

治病，除风气积滞，项、耳、肩、背、肘痛。

（二）白话语译

立春：为正月节气，其主气为厥阴初气，这时与人体属于相火的手少阳三焦经相匹配。

导引：每日 23：00-03：00，叠手按髀，转身扭颈，左右耸肩、牵引，各三五遍。叩齿、吐纳、漱咽三次。

治病：祛除风气积滞，项、耳、肩、背、臂、肘疼痛等。

（三）重点词解

1. 立春正月节

立春正月节，就是说立春是正月"节气"的意思，对于"节气"这个概念，在此进一步解释一下。

节气中的节，本意指竹节，引申为事物的分节、分段，又引申为时间的节点，而称之为节日、节气等；节气中的气，是指自然界阴、晴、冷、暖等气候现象。一般而言，自然界的气候现象是节先至、气后至，也就是时间先到了，而这个时间段的气候特征随后才慢慢地显现起来，所以古人把每个月初的节气称为"节气"或"节"，而把每个月中的节气称之为"中气""中"或"气"，每月一节一气，交替出现，所以一年＝四季＝二十四节气＝十二节＋十二气，季节、节气之名皆由此而来。

我国古代的传统历法，常被称为阴历，也称为殷历、夏历、黄历等，是以月亮的月相周期为主而制定的一种历法。现在世界通行的，是以太阳运动周期为主制定的历法，称为阳历。二十四节气，是我国古人按照太阳的运动周期而制定的一种历法，是用以指导农业生产的一种补充历法，所以中国古代历法实际上是一种阴阳混合历法，也称农历、汉历。

二十四节气导引法的图谱原文中，均有立春正月节（立春是正月的节气）、雨水正月中（雨水是正月的中气）、惊蛰二月节（惊蛰是二月的节气）、春分二月中（春分是二月的中气）……的文字描述和记载（其他节气以此类推），其实就是在上述节、气以及历法的基础上而言的。

序号	名称	阳历	阴历	节与气	序号	名称	阳历	阴历	节与气
1	立春	2 月	正月	节气	13	立秋	8 月	七月	节气
2	雨水	3 月	正月	中气	14	处暑	9 月	七月	中气
3	惊蛰	3 月	二月	节气	15	白露	9 月	八月	节气
4	春分	4 月	二月	中气	16	秋分	10 月	八月	中气
5	清明	4 月	三月	节气	17	寒露	10 月	九月	节气
6	谷雨	5 月	三月	中气	18	霜降	11 月	九月	中气
7	立夏	5 月	四月	节气	19	立冬	11 月	十月	节气
8	小满	6 月	四月	中气	20	小雪	12 月	十月	中气
9	芒种	6 月	五月	节气	21	大雪	12 月	十一月	节气
10	夏至	7 月	五月	中气	22	冬至	1 月	十一月	中气
11	小暑	7 月	六月	节气	23	小寒	1 月	十二月	节气
12	大暑	8 月	六月	中气	24	大寒	2 月	十二月	中气

2. 运主厥阴初气

运主，即主运，此处的厥阴初气即指主气。主运与主气都是"五运六气"理论中的概念，是古人以阴阳（厥阴、少阴、少阳、太阴、阳明、太阳）、五行（木、火、土、金、水）、六气（风、寒、暑/热、湿、燥、火）为基础，研究气候物候变化规律的方法。主气将二十四节气划分为六，每年不变，周而复始，反映的是一年之中应有的正常气候变化。具体内容如下：

初之气厥阴风木，起于大寒，历经立春、雨水，而终于惊蛰；

二之气少阴君火，起于春分，历经清明、谷雨，而终于立夏；

三之气少阳相火，起于小满，历经芒种、夏至，而终于小暑；

四之气太阴湿土，起于大暑，历经立秋、处暑，而终于白露；

五之气阳明燥金，起于秋分，历经寒露、霜降，而终于立冬；

六之气太阳寒水，起于小雪，历经大雪、冬至，而终于小寒。

故在图谱原文中说，"立春正月节，运主厥阴初气"，其他节气，以此类推。

3. 时配手少阳三焦相火

就是说（立春）时节与人体属于"相火"的手少阳三焦经相匹配。

二十四节气导引法，讲求"按时行功，分经治病"，即按照不同时节进行导引练功，并以调节相应经络气血的方法达到防治疾病的目的，所以有必要了解以下几个概念及其配属关系。

第一，十二月、二十四节气与经络的配属关系。

古人认为：天有十二月；地有十二时，即子、丑、寅、卯、辰、巳、午、未、申、酉、戌、亥；人有十二经，即手三阳经、手三阴经、足三阳经、足三阴经。根据天人相应、天人合一的整体观理论，古人将十二月、二十四节气与人体十二经络联系起来，其配属关系如下：

月份		节气		经络
正月	2月	立春	雨水	手少阳三焦经
二月	3月	惊蛰	春分	手阳明大肠经
三月	4月	清明	谷雨	手太阳小肠经
四月	5月	立夏	小满	手厥阴心包经
五月	6月	芒种	夏至	手少阴心经
六月	7月	小暑	大暑	手太阴肺经
七月	8月	立秋	处暑	足少阳胆经
八月	9月	白露	秋分	足阳明胃经
九月	10月	寒露	霜降	足太阳膀胱经
十月	11月	立冬	小雪	足厥阴肝经
十一月	12月	大雪	冬至	足少阴肾经
十二月	1月	小寒	大寒	足太阴脾经

第二，五行、五气与十二经络的配属关系。

古人将风、寒、湿、燥、火"五气"与木、火、土、金、水"五行"相结合，形成风木、君火、相火、湿土、燥金、寒水，又与手三阴、手三阳、足三阴、足三阳十二经络相配属，以标示其特性，并与节气相匹配，其分属关系如下：

相火	手少阳三焦经（立春 雨水）	足少阳胆经（立秋 处暑）	
燥金	手阳明大肠经（惊蛰 春分）	足阳明胃经（白露 秋分）	
寒水	手太阳小肠经（清明 谷雨）	足太阳膀胱经（寒露 霜降）	
风木	手厥阴心包络经（立夏 小满）	足厥阴肝经（立冬 小雪）	
君火	手少阴心经（芒种 夏至）	足少阴肾经（大雪 冬至）	
湿土	手太阴肺经（小暑 大暑）	足太阴脾经（小寒 大寒）	

如立春时节，以加强和锻炼属于相火的手少阳三焦经为主，故图谱原文说"时配手少阳三焦相火"。其他节气，以此类推。

4. 每日子丑时

图谱原文说"每日子、丑时"，即每天子时、丑时（23：00—03：00）这两个时辰的意思，其他节气，以此类推。

我国古代把一昼夜划分为十二个时段，每一个时段叫作一个时辰，是古人根据日间太阳出没的自然规律、天色的变化以及百姓日常的生产劳动、生活习惯等的变化规律而归纳、总结和创造的。每个时辰都有特定的名称和含义，后来又配合天干地支中的十二地支来表示，十二时辰之名因此定型。其具体内容如下：

十二时辰一览表

时辰	对应时间	别名	备注
子时	23：00—01：00	夜半、子夜、中夜、未旦、宵分	
丑时	01：00—03：00	鸡鸣、荒鸡	
寅时	03：00—05：00	平旦、黎明、早晨、日旦	
卯时	05：00—07：00	日出、日始、破晓、旭日	是太阳刚刚露脸，冉冉初升之时。这个时间也是古代官署开始办公的时间，故又称为"点卯"

时辰	对应时间	别名	备注
辰时	07：00-09：00	食时、早食、朝食、宴食	通常为吃早饭的时间
巳时	09：00-11：00	隅中、日禺	临近中午的时候
午时	11：00-13：00	日中、日正、日午、亭午、中午	正当中午时分
未时	13：00-15：00	日昳、日跌、日侧、日斜、日仄、日映	太阳开始偏西
申时	15：00-17：00	哺时、日哺、日夕、夕	
酉时	17：00-19：00	日入、日没、日落、日沉、日西、日逝、日晏、日晦、傍晚	太阳落山之时
戌时	19：00-21：00	黄昏、日夕、日暮、日晚	太阳已经落山，天将黑未黑；天地昏黄，万物朦胧
亥时	21：00-23：00	人定、定昏	夜色已深，人们也已经停止活动，安歇睡眠

5. 叠手按髀

髀，大腿、大腿骨。《汉书·贾谊传》"屠牛坦一朝解十二牛，而芒刃不顿者，所排击剥割，皆众理解也。至于髋髀之所，非斤则斧"，颜师古注："髀，股骨也"。《灵枢·邪客》："脾有邪，其气留于两髀。"叠手按髀，即双手重叠按在大腿上。

6. 转身拗颈

拗（niù），意为转，指向相反或不顺的方向扭转。唐代赵璘《因话录·徵部》有"尚书省东南隅，通衢有小桥相承，目为拗项桥。言侍御史及殿中诸郎久次者，至此必拗项而望南宫也"，是说唐时尚书省东南角有一小桥，称为"拗项桥"，久未升迁的官，常在此转头以望南宫，羡慕高官，所以得名。转身拗颈，即转动身体和脖子。

7. 耸引

耸，向上动；引，拉、牵引。意为两肩上耸、牵引身体。

8. 叩齿

即闭口并轻轻叩击上下牙齿，具体方法请参见本书"基础篇·功后导引"。

9. 吐纳

有意识地做深呼吸数次，具体方法请参见本书"基础篇·功后导引"。

10. 漱咽

漱咽，即用口水做漱口的动作数次，然后再将口水分数次吞咽下去，具体方法请参见本书"基础篇·功后导引"。

叩齿、吐纳、漱咽，在每个节气导引术练习结束时都要如法操作。

11. 除风气积滞

图谱原文中"治病，除风气积滞"一句，是指通过合理运用导引等方法，可以消除和防治由于风、气积累滞留体内而导致的一系列病症。换言之，图谱原文罗列的一系列病症，大都是由于风、气积滞所致。

风为六淫之首，风为百病之长。《素问·上古天真论》有"虚邪贼风，避之有时"，高士宗注曰"凡四时不正之气，皆谓之虚邪贼风"。风、寒、暑、湿、燥、火（热）是自然界的六种自然现象，中医称之为"六气"。若是由于"时至而气未至""气至而时未至"，比如到了该冷的时候而不冷，没到冷的季节却变得很冷，或者虽然时节到了，但出现太过的或不正常的冷、热、燥、湿等，都统称为"不时之气"或"四时不正之气"。这时的"六气"就成了直接影响健康或导致疾病的重要因素，因而被称之为"六淫"，是导致人体疾病的主要外因。

风，虽为春天的主气，却终年皆有、四季常现。风"善行而数变"，具有极强的流动性、变化性，常携带或夹杂寒、热、湿、燥等致病因素侵袭人体，故有风寒、风热、风湿、风燥之证。又由于风是最容易破坏人体防御系统"卫气"的致病因素，故古代医学家、养生家常说"避风如避箭""神仙也怕脑后风"。因此，中医把风称为六淫之首、百病之长，如《素问·生气通天论》有"故风者，百病之始也"，《素问·玉机真脏论》有"风者，百病之长也"。

百病生于气：实际上，真正身体有病的人是少数的，真正有精神疾病的人也是少数的。世上有如此多的病人，大部分都是由于机体功能紊乱造成的，也就是中医理论认为的"百病生于气"，是气的运行及功能受到了阻碍和影响所导致的结果。《素问·举痛论》说"百病生于气也，怒则气上，喜则气缓，悲则气消，恐则气下，寒则气收，炅则气泄，惊则气乱，劳则气耗，思则气结"。中医的针、灸、药、摩等治疗方法都是针对气进行的，甚至还有专门以"调气、养气、炼气、运气"为主要手段的中医导引疗法，对此更有专功。

简单来说，风与气均是导致人体疾病的重要因素，在其他节气导引法的图谱原文中，诸如留滞邪毒、蕴积邪毒以及积滞、留滞等均同此意。

12. 项、耳、肩、背、肘痛

图谱原文中说，立春导引术可以治疗"项耳肩背肘痛"，这些部位正是手少阳三焦经气脉循行所过之处。立春导引术以调整和锻炼手少阳三焦经为主，故能治疗这些部位的疼痛。至于有关该经其他病症的解说，可与"雨水正月中坐功祛病图"有关论述合参。

（四）手少阳三焦经

传统理论认为，立春、雨水两个节气的导引术及主治病症，主要与手少阳三焦经相应，故了解手少阳三焦经的经脉循行与主要病症，有利于我们更好地学习与理解这两个节气导引，尤其是图谱原文中的相关内容。

1. 经脉循行

《灵枢·经脉》原文：三焦手少阳之脉，起于小指次指之端，上出两指之间，循手表腕，出臂外两骨之间，上贯肘，循臑外上肩，而交出足少阳之后，入缺盆，布膻中，散络心包，下膈，遍属三焦。其支者，从膻中，上出缺盆，上项，系耳后，直上出耳上角，以屈下颊至𬱟。其支者，从耳后入耳中，出走耳前，过客主人前，交颊，至目锐眦。

《灵枢·经脉》语译：手少阳三焦经，起始于无名指末端（关冲穴），向上行于小指与无名指之间（液门穴），沿着手背（中渚穴、阳池穴）出于前臂外侧两骨（尺骨、桡骨）之间（外关穴、支沟穴、会宗穴、三阳络穴、四渎穴），向上通过肘尖（天井穴），沿上臂外侧（清冷渊穴、消泺穴），向上通过肩部（臑会穴、肩髎穴），交会足少阳胆经再行于其后（天髎穴；会于秉风穴、肩井穴、大椎穴），进入缺盆（锁骨上窝），分布于膻中（纵膈中），包绕心包，通过膈肌，广泛连接上、中、下三焦。其支脉：从膻中上行，出锁骨上窝，上项，连系耳后（天牖穴、翳风穴、瘈脉穴、颅息穴），直上出耳上方（角孙穴；会于颔厌穴、悬颅穴、悬厘穴、上关穴），弯向面颊至颧部（颧髎穴）。另一支脉：从耳后进入耳中，出走耳前（和髎穴、耳门穴；并与足少阳胆经听会穴交会），经过上关穴前，与前面分支交会于面颊，至眼外角（丝竹空穴；再与足少阳胆经瞳子髎穴交会）。

2. 主要病症

《灵枢·经脉》原文：三焦手少阳之脉……是动则病耳聋浑浑焞焞，嗌肿，喉痹。是主气所生病者：汗出，目锐眦痛，颊痛，耳后、肩、臑、肘、臂外皆痛，小指次指不用。

《灵枢·经脉》语译：手少阳三焦经……有了异常变动则表现为以下病症：耳聋，耳鸣，咽峡肿，喉咙痛。能治疗有关"气"方面所发生的病症，如自汗出，眼睛外眦痛，面颊肿，耳后、肩部、上臂、肘弯、前臂外侧病痛，小指侧的次指（无名指）运用不灵活等。

手少阳三焦经临床常见病症发病原因简述如下：

手少阳三焦经循行上项系耳后，故病常见耳聋、耳鸣。

三焦之气以温肌肉、充皮肤为主，故临床常见汗出。

三焦是主气所生病者，气机抑郁，则心胁不舒而痛。

其他诸病，都是由于经脉循行之处经气不利所引起。

二、雨水正月中坐功祛病图

雨水昂头望月式

东北而起　侧伸左臂　阴掌负阳　侧与肩齐

目随掌行　指尖存意　转压右掌　掌行目移

左转颈项　悠悠少息　两尖相对　一线肩鼻

昂首而瞻　如望月犀　俯首拔背　观海无极

头颈还原　右转正脊　四十五度　双臂平齐

似鸟翱翔　目视天际　沉肩坠肘　双手覆膝

目视下方　自然呼吸　反向导引　其法如一

左右交错　反复修习　鹤首龙头　妙运玄机

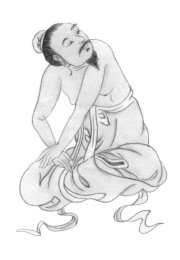

（一）图谱原文

雨水正月中，运主厥阴初气，时配手三焦少阳相火。

每日子、丑时，叠手按胜，拗颈转身，左右偏引，各三五度。叩齿、吐纳、漱咽。

治病，除三焦经络留滞邪毒，嗌干，喉痹，耳聋，目痛。

（二）白话语译

雨水：为正月中气，其主气为厥阴初气，与人体属相火的手少阳三焦经相匹配。

导引：每日23：00-03：00，叠手按胜，扭颈转身，做左右侧面牵引，各三五遍。叩齿、吐纳、漱咽。

治病：消除留滞于手少阳二焦经的邪毒，咽喉干燥、肿胀疼痛，耳鸣耳聋，目睛疼痛等。

（三）重点词解

1. 胜（bì）

通"髀"，指大腿，详见"立春正月节坐功祛病图"。

2. 偏引

偏，歪，不在中间，偏斜；引，拉，牵引，伸展。意指身体做侧面的牵拉伸展。

3. 除三焦经络留滞邪毒

若邪毒留滞于手少阳三焦经，常出现耳聋耳鸣、咽喉肿痛、外眼角痛、汗出、腮肿，以及耳后、肩部、上臂、肘弯、前臂外侧疼痛等症状。

练习雨水节气导引术，可以消除手少阳三焦经气血瘀滞、邪毒积留及其导致的各类病症。

根据丹医的理论和传承，认为三焦有名而无形，与一般脏腑有着本质的区别，故不能单独成为一条经络。手少阳三焦经，一说是对手少阳胰经的讹传；胰脏，有名、有形、有用，医者皆知。

4. 嗌干

嗌干，为古病症名，早在汉代帛书《五十二病方》中就已出现，是指以咽部干燥为主的病症。嗌（yì），即咽，咽为食道故属于胃，喉为气道故属于肺，二者作用有分别。但因部位接近而相连，故常咽、喉并称。

5. 喉痹

古病症名，在《五十二病方》及汉初竹简《引书》中就已出现，是指喉咙肿胀、闭塞、疼痛，甚至连水浆都难以吞咽的病症。

中医理论认为，喉司呼吸而属于肺，人体内外之气均经过喉咙而上下、出入于肺，若邪毒侵袭喉间，则气机郁结、邪毒化火，必然导致气滞血瘀、喉咙闭塞肿痛。痹，原意为风、寒、湿侵袭肌体导致肢节疼痛、麻木、屈伸不利的病症，这里指吞咽不利、困难，故曰喉痹。

一般而言，喉痹与手阳明大肠经、足阳明胃经、手少阳三焦经、足少阳胆经均有关系，尤其和手、足阳明经关系密切。在临床中，根据喉痹症状的轻重不同而细分了其与手、足阳明经的关系，如《灵枢·杂病》"喉痹，不能言，取足阳明；能言，取手阳明"；《灵枢集注》中张志聪更进一步解释为"喉痹者，邪闭于喉而肿痛也。足阳明之脉，循喉咙，挟于结喉之旁，故邪闭则不能言矣，当取之足阳明。手阳明之脉，在喉旁之次，故能言者取手阳明"。

6. 耳聋

耳为肾之窍，手少阳三焦经、足少阳胆经皆会于耳中，故耳鸣、耳聋等耳病多与肾、胆、三焦有密切的关系。因此，耳聋一证需要细心甄别，不可一概而论。由于手少阳三焦经所引发的耳聋，其主要症状表现为听觉模糊不清、耳内出现轰轰的响声。故《灵枢》中说"是动则病耳聋浑浑焞焞"。临床中，除"气闭暴聋"无耳鸣症状外，其他类型的耳聋都是由耳鸣逐渐发展成耳聋的，所以中医常将耳鸣、耳聋并提。

7. 目痛

此处目痛系指目锐眦痛，即眼外角处疼痛，为手少阳三焦经循行部位的症状。

（四）手少阳三焦经

1. 经脉循行

请参见"立春正月节坐功祛病图"的相关论述。

2. 主要病症

请参见"立春正月节坐功祛病图"的相关论述。

三、惊蛰二月节坐功祛病图

二十四节气导引法

惊蛰握固炼气式

面东而始　起于小指　四十五度　左右展翅

握固成拳　安排五指　两臂外旋　曲肘垂直

拳眼向上　拳心相持　目视前方　略微停滞

后推两肘　动作依次　收腹扩胸　展肩舍之

收缩颈项　如寒鸡势　提肛缩肾　上方而视

头颈手臂　还原松弛　两臂前伸　与肩平至

下颌内收　百会顶支　力达拳面　渊渟岳峙

曲肘收臂　回归原式　三复其法　收功而止

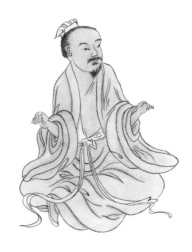

惊蛰引厥阴二月节
炼金阳卯火肠惜
丑庚握固夏月气
田贺州昆宵窗舰

（一）图谱原文

惊蛰二月节，运主厥阴初气，时配手阳明大肠燥金。

每日丑、寅时，握固转颈，反肘后向顿掣五六度。叩齿六六、吐纳、漱咽三三。

治病：除腰脊、肺胃蕴积邪毒，口干，衄衄，喉痹，面肿，暴哑，头风，牙疼，目暗，鼻塞。

（二）白话语译

惊蛰：为二月节气，其主气为厥阴初气，与属燥金的手阳明大肠经相匹配。

导引：每日 01：00-05：00，双手握固，转动头颈，将肘向后用劲牵引五六次，叩齿三十六次，吐纳、漱口吞津九次。

治病：除腰背部、肺胃中积留邪毒，口干，鼻出血，流清涕，喉痹，面肿，突然失声，头风，牙疼，目不明，鼻塞。

（三）重点词解

1. 反肘

反，方向相背；颠倒的；翻转；翻覆。肘，上臂与前臂相接处向外凸起的部分。意为掌心翻转向上，肘关节向后向上翻转，肘尖向里稍合。

2. 顿掣

顿，很短的时间停止；掣（chè），牵引，拉拽。意为用力牵引拉扯并略作停顿。

3. 六六

三十六次。

4. 三三

九次。

5. 除腰膂肺胃蕴积邪毒

膂（lǚ），脊背，腰膂，腰背。《尚书·君牙》曰"今命尔予翼，作股肱心膂"，孔颖达疏"膂，背也"。 膂，通常是指人体脊柱两旁的肌肉，约当解剖学上骶棘肌分布处。如《灵枢·经脉篇第十》："膀胱足太阳之脉……入循膂"，张介宾曰"膂：吕同，脊骨曰吕，象形也。又曰夹脊两旁肉也"。

《灵枢·经筋》"手阳明之筋，起于大指次指之端……其支者，绕肩胛，挟脊"，由此可知，手阳明大肠经之经筋，有一个分支绕肩胛处，而后挟脊柱两旁而行。所以，调整和锻炼手阳明大肠经，有助于祛除"腰膂"即腰背部蕴积的邪毒。手阳明大肠经与手太阴肺经为表里关系，手阳明大肠经与足阳明胃经则同属"阳明经"，故调整和锻炼手阳明大肠经，也有助于祛除"肺、胃"蕴积的邪毒。

惊蛰握固炼气式，通过展肩、扩胸以及开合肩胛骨、收腹、提肛等一系列的导引方法，对于祛除腰背及肺、胃等处蕴积的邪毒，以及增强胃、大肠、肺、肾、腰背等的功能无疑具有良好的作用和效果。

6. 鼽衄

鼽衄（qiú nù），古病症名，即鼻鼽、鼻衄的合称，是指鼻流清涕或鼻腔出血。《素问·金匮真言论》"春善病鼽衄"，王冰注"鼽，谓鼻中水出。衄，谓鼻中血出"。

人体津、液、涕、唾的一般变化规律是，得热则干燥，遇冷则流溢于外而不能自行控制。鼻为肺之窍，如肺遇寒冷，冷邪随气上犯于鼻，则使鼻涕外流而不能自收。如《诸病源候论卷二十九·鼻病诸候·鼻涕候》："夫津液涕唾，得热即干燥，得冷则流溢不能自收。肺气通于鼻，其脏有冷，冷随气入乘于鼻，故使津涕不能自收"。可见，鼻流清涕，大多为寒证也。

人体血液的性质是遇寒则凝结、滞涩，遇热则流动、散溢；而气的运行，又为肺所主，肺开窍于鼻；若热入于血，则肺气更热，血与气都热，故血随肺气上逆溢出于鼻，就形成了鼻衄。《诸病源候论卷二十九·鼻病诸候·鼻衄候》说"血性得寒则凝涩，热则流散；而气，肺之所主也，肺开窍于鼻，热乘于肺，则气亦热也。血气俱热，血随气发出于鼻，为鼻衄"，可见鼻腔出血，大多为热证也。

7. 喉痹

详见"雨水正月中坐功祛病图"的论述。

8. 暴哑

病名，即突然声哑。《内经》中有"瘖""暴瘖""无瘖"等名，后世医家称为"音瘖""声哑""喉中声嘶""暴哑"等。例如《诊家正眼·声诊》中有"暴哑者，风痰伏火，或暴怒叫喊所致"。

9. 头风

病名，经久难愈之头痛。《杂病源流犀烛·身形门》"新而暴者为头痛，深而久者为头风"。

10. 牙疼

牙齿是人体骨头的"最终端"，需要"髓"的养护，为肾气所主，而手、足阳明经皆入于齿。如果髓气不足，阳明经脉虚弱，不能荣养于牙齿，再加上风、冷的侵袭伤害，便产生了牙齿疼痛的症状。如《诸病源候论卷二十九·牙齿病诸候》所说"牙齿痛者，是牙齿相引痛。牙齿是骨之所终，髓之所养，手阳明之支脉入于齿。若髓气不足，阳明脉虚，不能荣于牙齿，为风冷所伤，故疼痛也"。

导引法中常有叩齿、咬牙等练习，二十四节气导引法中更是在每一个节气导引中均有叩齿的专门练习。

11. 目暗

病症名，又称目暗不明、眼暗。《诸病源候论卷二十八·目病诸候》："夫目者，五脏六腑阴阳精气，皆上注于目。若为血气充实，则视瞻分明；血气虚竭，则风邪所侵，令目暗不明"。

（四）手阳明大肠经

传统理论认为，惊蛰、清明两个节气的导引术及其主治病症，在人体经脉方面主要与手阳明大肠经相应，故了解手阳明大肠经的经脉循行与主要病症，有利于更好地学习与理解这两个节气导引术，尤其是图谱原文中的相关内容。

1. 经脉循行

《灵枢·经脉》原文：大肠手阳明之脉，起于大指次指之端，循指上廉，出合谷两骨之间，上入两筋之间，循臂上廉，入肘外廉，上臑外前廉，上肩，出髃骨之前廉，上出于柱骨之会上，下入缺盆，络肺，下膈，属大肠。其支者，从缺盆上颈，贯颊，入下齿中；还出挟口，交人中，左之右，右之左，上挟鼻孔。

《灵枢·经脉》语译：手阳明大肠经，起始于食指末端（商阳穴），沿食指桡侧缘（二间穴、三间穴），出第一、二掌骨之间（合谷穴），进入两筋（拇长伸肌腱和拇短伸肌腱）之间（阳溪穴），沿前臂桡侧（偏历穴、温溜穴、下廉穴、上廉穴、手三里穴），进入肘外侧（曲池穴、肘髎穴），经上臂外侧前缘（手五里穴、臂臑穴），上肩，出肩峰部前侧（肩髃穴、巨骨穴，会于秉风穴），向上交会于颈椎部（与手足三阳经会于大椎穴），下入缺盆（锁骨上窝），包绕肺，通过横膈膜，连接大肠。其支脉：从锁骨上窝上行颈旁（天鼎穴、扶突穴），通过面颊，进入下齿槽，再出来挟口两旁（与足阳明胃经交会于地仓穴），与足阳明胃经及督脉交会于人中（水沟穴），左侧脉向右，右侧脉向左，上挟鼻孔两旁（和髎穴、迎香穴）。

2. 主要病症

《灵枢·经脉》原文：大肠手阳明之脉……是动则病齿痛颈肿。是主津所生病者，目黄，口干，鼽衄，喉痹，肩前臑痛，大指次指痛不用。气有余则当脉所过者热肿，虚则寒栗不复。

《灵枢·经脉》语译：手阳明大肠经有了异常变动，常表现为牙齿痛、颈部肿胀等病症。能主治有关"津"方面发生的病症，如眼睛昏黄，口干，鼻塞，流清涕或出血，喉咙痛，肩前、上臂部痛，大指侧的次指（食指）痛而不好运用。凡属于气盛有余的症状，则经脉所过的部分发热或肿胀；属于气虚不足的症状，则发冷，战栗而不容易回暖。

手阳明大肠经临床的常见病症发病机理简述如下：

由于手阳明大肠经的支脉，从缺盆上颈贯颊入下齿中，故病见齿痛，颈肿，喉痹等。

手阳明大肠经之别者合于宗脉，故病见目黄。

大肠与肺相表里，肺主气而敷布津液，故凡口干、便秘或泄，属大肠之病变，皆为津液所生的病证。

大指次指痛不用，则为手阳明大肠经循行部位的病症。

四、春分二月中坐功祛病图

二十四节气导引法

春分排山推掌式

功向东方　侧伸双掌　小指向上　掌与脐当
顺势外旋　划弧悠长　棒于腹前　掌心向上
缓缓上托　膻中相望　落肘夹肋　肩前立掌
展肩扩胸　气布玉堂　沉肩送臂　缓缓推掌
转颈左顾　气势阳刚　舒腕伸指　目视前方
沉肩垂肘　收回臂掌　立掌肩前　一如既往
推掌向前　转顾右方　反向导引　动作如常
肘开太枢　回复阴阳　归元静坐　春分之纲

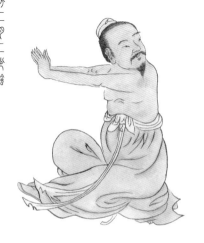

（一）图谱原文

春分二月中，运主少阴二气，时配手阳明大肠燥金。

每日丑、寅时，伸手回头，左右挽引，各六七度。叩齿六六、吐纳、漱咽三三。

治病：除胸臆、肩背、经络虚劳、邪毒，齿痛，颈肿，寒栗，热肿，耳聋，肩臂背痛。

（二）白话语译

春分：为二月中气，其主气为少阴二气，与人体属燥金的手阳明大肠经相匹配。

导引：每日 01：00-05：00，双手前伸，头向后转，左右依次伸拉，各六七遍。叩齿三十六次，吐纳、漱口吞津九次。

治病：消除胸中、肩背部及经络虚劳、邪毒，牙齿疼痛，颈部肿，寒冷颤栗，热邪致肿，耳聋，肩臂背疼痛。

（三）重点词解

1. 挽引
牵引。

2. 除胸臆肩背经络虚劳邪毒

胸臆，胸部。汉焦赣《易林·屯之》："双兔俱飞，欲归稻池，经涉崔泽，为矢所射，伤我胸臆"。虚劳，是由多种原因引起的慢性衰弱表现的一种总称，以五脏亏损、气血阴阳不足为主要病机，故《内经》指出："精气夺则虚"。

手太阴肺经之气根于胸部，足阳明胃经之气亦上循于胸腹部，手阳明大肠经与手太阴肺经互为表里关系，手阳明大肠经与足阳明胃经则同属于"阳明经"，故调整和锻炼手阳明大肠经，有助于祛除胸部及肩背部（手阳明大肠经循行部位）气血虚弱或邪毒蕴积所致的各类病症。

练习春分节气导引术，可以消除手阳明大肠经气血亏虚或邪毒蕴积的各类病症，详见"惊蛰二月节坐功祛病图"的相关内容。

3. 齿痛

详见"惊蛰二月节坐功祛病图"中"牙疼"条。

4. 颈肿

病症名。颈部单侧或双侧肿胀粗大。因气火郁逆或痰滞内结所致。

5. 寒栗

因受冷或受惊而身体颤抖。《素问·疟论》："疟之始发也，先起于毫毛，伸欠乃作，寒慄鼓颌，腰脊俱痛"。

6. 热肿

指阳热偏胜出现的局部肿痛的现象。热邪入于肌肤腠理，郁聚于局部，局部气血壅塞，腐蚀血肉为痈肿疮疡，表现为红肿热痛。《素问·阴阳应象大论》："风胜则动，热胜则肿"。

7. 耳聋

详见《雨水正月中坐功祛病图》。

8. 肩臂背痛

此处的肩臂痛，指手阳明大肠经气脉循行所经过部位的疼痛，即肩前、上臂和前臂外侧前缘部的疼痛，而背痛则属手阳明大肠经经筋所系，见前述第 2 条。

有关手阳明大肠经及其主要病症的解说，可以将上述诸条与"惊蛰二月节坐功祛病图"的相关论述合参学习。

（四）手阳明大肠经

1. 经脉循行

请参见"惊蛰二月节坐功祛病图"的相关论述。

2. 主要病症

请参见"惊蛰二月节坐功祛病图"的相关论述。

五、清明三月节坐功祛病图

二十四
节气
导引法

清明开弓射箭式

面向东南　展臂如雁　与肩齐处　竖掌翻翻
继续上升　力达指尖　仰首搭腕　右后左前
屈肘收臂　指掌内翻　掌心向内　落于胸前
右变虎爪　如后拉弦　左掌侧推　指尖向前
目注左掌　张弓搭箭　指插太枚　力贯指尖
双臂一字　掌心向前　头颈转正　目视天边
对侧练习　反复三遍　功行圆满　落掌胸前
分掌侧伸　渐至平肩　沉肩坠肘　次第还原

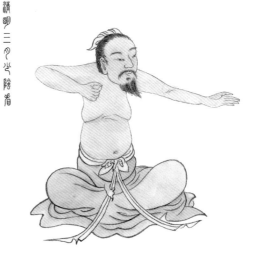

（一）图谱原文

清明三月节，运主少阴二气，时配手太阳小肠寒水。

每日丑、寅时，正坐定，换手左右如引硬弓，各七八度。叩齿、纳清吐浊、咽液各三。

治病：除腰肾、肠胃虚邪积滞，嗌痛，颈疼不可回顾及肩臂、腰软诸痛。

（二）白话语译

清明：为三月节气，其主气为少阴二气，与人体属寒水的手太阳小肠经相匹配。

导引：每日01：00-05：00，正坐，左右手轮换做拉硬弓的动作，各七八次。叩齿、吐纳、漱口吞津各三次。

治病：消除腰肾、肠胃虚邪积滞，症见咽喉疼，颈痛不能向后看及肩臂疼痛、腰酸痛等。

（三）重点词解

1. 正坐

正坐就是席地而坐，或盘腿，或跪坐，上身挺直，双手放于膝或两腿上，身体端正，目不斜视，这是中国古人常用的一种坐姿。

2. 如引硬弓

硬弓，即强弓，须用大力才能拉开的弓；如引硬弓，即像拉硬弓一样用劲。唐张籍《老将》："不怕骑生马，犹能挽硬弓"。《宋史·列传》："荣善射，尝引强注屋栋，矢入木数寸，时人目为'王硬弓'"。

3. 除腰肾肠胃虚邪积滞

虚邪，虚为正气不足，邪指一切致病因素；邪气常乘正虚而入、令人致病，故谓之虚邪。《素问·上古天真论》："夫上古圣人之教下也，皆谓之虚邪贼风，避之有时"，王冰注："邪乘虚入，是谓虚邪……《灵枢经》曰：邪气不得其虚，不能独伤人。谓人虚乃邪胜之也。"《云笈七签·诸家气法

251

部》："是以因天时而调血气者也。若此时犯冒虚邪，则以身之虚而逢天之虚，两虚相感，其起至骨，入则伤五脏。"

手太阳小肠经与足太阳膀胱经为手、足太阳的同名经，而腰、肾皆与膀胱经关系密切，故调理和锻炼手太阳小肠经，有辅助祛除腰、肾部位由于虚、邪、积、滞等各种原因所致病症的作用，所以在图谱原文中说"除腰软诸痛"。清明节气导引术中，左右开弓射箭的姿势亦有扭动腰躯、强壮腰肾的辅助作用。关于"腰痛"的论述，请参阅本书"祛病篇·腰痛"的相关论述。

小肠的功能主要是接受由胃消化过的食物，以便进行更进一步的吸收和分化。《素问·灵兰秘典论》"小肠者，受盛之官，化物出焉"，故常肠、胃并称，所以图谱原文有"除肠胃虚邪积滞"之说。

4. 嗌痛

手太阳小肠经之脉，循咽、下膈，其支者循颈、上颊，故其症状常有嗌痛、颔肿（可参看下条）及颈痛不可以顾等。

5. 颈疼

中医学中，把脖子的前面称为颈，脖子的后面称为项，任脉行于前，督脉行于后，手、足三阳经均并行于两侧。由此可见，颈项部位的疾病，并非仅仅与手太阳小肠经一条经脉有关，尤其与手、足三阳经关系密切。故在立春（手少阳三焦经）、春分（手阳明大肠经）、清明（手太阳小肠经）、立秋（足少阳胆经）、白露（足阳明胃经）、寒露（足太阳膀胱经）等节气导引法的图谱原文中，均有治疗颈项部疾病的论述。

清明开弓射箭式在进行左右开弓射箭的动作时，头颈需配合左右转动，这样可以有效改善颈、肩、胸、背、手臂等部位的功能，治疗相关疾病。尤其对于颈项疼痛，甚至颈项活动不利而不能左右转顾的病症有很好的疗效。

6. 腰软

患者自觉腰软无力，多伴有体虚，常因肾虚房劳及感受湿邪所致。房事不节、肾虚者，湿邪侵袭者，多为腰软而有腰部沉重感。

（四）手太阳小肠经

清明、谷雨两个节气的导引术及其主治病症，在人体经脉方面主要与手太阳小肠经相应，故了解手太阳小肠经的经脉循行与主要病症，有利于我们更好地学习这两个节气导引术，尤其是理解图谱原文中的相关内容。

1. 经脉循行

《灵枢·经脉》原文：小肠手太阳之脉，起于小指之端，循手外侧上腕，出踝中，直上循臂骨下廉，出肘内侧两筋之间，上循臑外后廉，出肩解，绕肩胛，交肩上，入缺盆，络心，循咽下膈，抵胃，属小肠。其支者，从缺盆循颈，上颊，至目锐眦，却入耳中。其支者，别颊上𬒈，抵鼻，至目内眦，斜络于颧。

《灵枢·经脉》语译：手太阳小肠经，起始于小指外侧末端（少泽穴），沿手掌尺侧（前谷穴、后溪穴），上向腕部（腕骨穴、阳谷穴），出尺骨小头部（养老穴），直上沿尺骨下缘（支正穴），出于肘内侧当肱骨内上髁和尺骨鹰嘴之间（小海穴），向上沿上臂外后侧，出肩关节部（肩贞穴、臑俞穴），绕肩胛（天宗穴、秉风穴、曲垣穴），与足太阳膀胱经及督脉交会于肩上（肩外俞穴、肩中俞穴；会于附分穴、大杼穴、大椎穴），进入缺盆（锁骨上窝），包绕心，沿食管，通过膈肌，到胃（会于上脘穴、中脘穴），连接小肠。其支脉，从锁骨上窝沿颈旁上行（天窗穴、天容穴），上至面颊（颧髎穴），到眼外角（与足少阳胆经会于瞳子髎穴），转向后（与手足少阳经会于和髎穴），进入耳中（听宫穴）。另一支脉，从面颊分出，上向颧骨，沿鼻旁到内眼角（于睛明穴接足太阳膀胱经）。

此外，小肠与足阳明胃经的下巨虚脉气相通。

2. 主要病症

《灵枢·经脉》原文：小肠手太阳之脉……是动则病嗌痛，颔肿不可以顾，肩似拔，臑似折。是主液所生病者，耳聋，目黄，颊肿，颈、颔、肩、臑、肘、臂外后廉痛。

《灵枢·经脉》语译：手太阳小肠经……有了异常变动常表现为以下病症，咽喉痛，颔下肿不能回顾，肩部痛似牵引，上臂痛似折断。能够治疗有关"液"方面所发生的病症，如耳聋，眼睛昏黄，面颊肿，颈部、颔下、肩胛、上臂、前臂的外侧后缘痛。

手太阳小肠经临床常见病症发病原因概述如下：

手太阳小肠经之脉循咽下膈，其支者循颈上颊，故临床常见嗌痛颔肿，不可以顾。

肩似拔，臑似折，也是由于手太阳之脉循臑外后廉出肩解绕肩胛，交肩上的缘故。

253

六、谷雨三月中坐功祛病图

二十四
节气
导引法

谷雨托掌须弥式

须弥之山　壮哉阳刚　坐向东南　右起两掌

左阳右阴　乳下偎傍　头须右转　目顾指上

左掌内翻　贴乳下方　右立须弥　意在指掌

上举右臂　左视泱泱　势定神凝　气袭吊扬

徐徐吐气　外翻左掌　右臂缓落　侧伸立掌

目与掌随　悠悠相傍　舒腕伸指　侧平身旁

还原再起　反向三章　谷雨导引　以此为尚

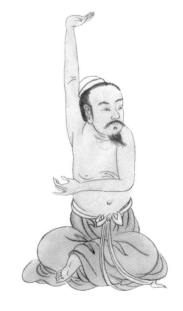

254

（一）图谱原文

谷雨三月中，运主少阴二气，时配手太阳小肠寒水。

每日丑、寅时，平坐，换手左右举托，移臂左右掩乳，各五七度。叩齿、吐纳、漱咽。

治病：除脾胃结瘕瘀血，目黄，鼻鼽，颔颊肿痛及臂肩痛，掌中热。

（二）白话语译

谷雨：为三月节气，其主气为少阴二气，与人体属寒水的手太阳小肠经相匹配。

导引：每日 01：00-05：00，平坐，一手上托，一手掩乳，左右交换练习，各五七次。叩齿、吐纳、漱口吞津。

治病：消除脾胃结瘕瘀血，眼睛发黄，鼻塞或流清涕，下巴、脸颊肿痛及臂肩痛，手心发热等病。

（三）重点词解

1. 平坐
平地而坐。

2. 举托
向上举，掌心向上。

3. 除脾胃结瘕瘀血
小肠与脾胃均属于消化系统，故常"肠胃"并称，详见"清明三月节坐功祛病图"。

结瘕：《圣记总录·卷第七十三》"结瘕者、积聚之类也，结伏聚积，久不散，谓之结，浮流腹内，按抑有形，谓之瘕，结之证，形体瘦瘁，食不作肌肤，遇阴寒冷湿之气则发，而胁块硬。隐隐然痛者是也。瘕之证，腹中气痛，动转横连胁下，有如癖气，遇脾胃有冷，阳气不足而发动者是也"。

瘀血：体内某部位血液瘀滞、凝滞不流通的血。汉代张仲景《金匮要略·惊悸吐衄下血胸满瘀血病脉证并治》"病人胸满，唇痿，舌青，口燥……为有瘀血"。

谷雨节气的导引术，通过一掌上托、一掌熨贴"乳根"及转头动作的练习，具有疏肝利胆、和胃健脾的功效。肝脏具有调畅气血的作用，脾胃乃是气血生化之源，这样的导引练习，非常有利于全身气血的滋生与布散，可以有效防止脾胃结瘕瘀血等病症。

4. 目黄

症名，两眼巩膜泛现黄色。《罗氏会约医镜·杂证》"然目黄有虚实之异。实热之黄，以湿热内蓄，郁蒸而成，清其热而黄自退；若虚寒之黄，以元阳日剥，津液消索而然，既无烦热脉症，惟有干涸枯黄，此则其衰已甚，须大加温补，始可救治"。《医学纲目·脾胃门黄疸》："然亦有目黄而身不黄者，风气自阳明入胃，循脉而上至目眦，其人肥，风气不得外泄，则为热中而目黄"。

5. 鼻鼽

鼽（qiú），鼻塞不通。以突然和反复发作的鼻痒、打喷嚏、流清涕、鼻塞等为特征的一种常见性、多发性鼻病，又称鼽嚏。相当于西医的过敏性鼻炎。鼻鼽多由肺气虚、卫表不固、风寒乘虚侵入而引起。《素问·脉解篇》："所谓客孙脉则头痛鼻鼽腹肿者，阳明并于上，上者，则其孙络太阴也，故头痛鼻鼽腹肿也"。汉王充《论衡·祀义》："凡能歆者，口鼻通也。使鼻鼽不通，口钳不开，则不能歆矣"。明李时珍《本草纲目·百病主治药·鼻》："鼻鼽，流清涕，是脑受风寒，包热在内"。另可参见"惊蛰二月节坐功祛病图"中"鼽衄"的相关论述。

6. 颔颊

颔（hàn），下巴；颊（jiá），脸两侧从眼到下颌部分。

7. 臂肩痛

为手太阳小肠经循经部位的疼痛，请参见"清明三月节坐功祛病图"。

（四）手太阳小肠经

1. 经脉循行

请参见"清明三月节坐功祛病图"的相关论述。

2. 主要病症

请参见"清明三月节坐功祛病图"的相关论述。

二十四节气导引法

立夏足运太极式

面向东南　两腿前出　膝上覆手　胸含脊鉴

右腿屈膝　自然踏足　左继盘屈　踵会阴处

十指交叉　右膝少驻　抱膝至胸　足下空无

微收下颌　拔伸脊柱　右足翕张　上匀下匀

各自略停　如此三复　右上左下　划圆三度

反向施力　亦合其数　内外太极　堆知妙处

松手落脚　伸腿如故　如起势时　左右交互

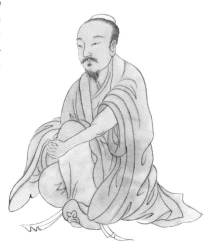

（一）图谱原文

立夏四月节，运主少阴二气，时配手厥阴心包络风木。

每日寅、卯时，闭息瞑目，反换两手，抑掣两膝，各五七度。叩齿、吐纳，咽液。

治病：除风湿留滞经络，臂腋肿，手心热。

（二）白话语译

立夏：为四月节气，其主气为少阴二气，与人体属风木的手厥阴心包经相匹配。

导引：每日 03：00—07：00，闭气，瞑目，用双手向后牵引两膝，各五七次。叩齿、吐纳、漱口吞津。

治病：消除风湿留滞经络，臂及腋下肿痛、手心发热等症。

（三）重点词解

1. 闭息

屏住呼吸，也即闭气不息。这是练功熟练之后的一种呼吸练习方法，初学者不宜练习。

2. 瞑目

闭上眼睛。借以摒除杂念，使人入定。

3. 抑掣

向后拉伸。抑，向后向下压制。《老子》："高者抑之，下者举之"；《淮南子·齐俗训》："若玺之抑埴，正与之正，倾与之倾"。掣（chè），牵曳；牵引。《吕氏春秋·具备》："宓方将书，宓子贱从旁时掣摇其肘"。宋刘延世《孙公谈圃》："其孙方挽衣不肯去，梁掣其手而行"。

4. 除风湿留滞经络

由于气血不足，风、湿等邪气就容易侵入人体，若邪气长久停留在体内，就造成手厥阴心包络经络阻滞、气血瘀滞等，严重时甚至可以影响肢体的活动，出现臂肘拘挛、疼痛等症状。若平时能够坚持多做立夏足运太极式等导引练习，可以起到行气活血、祛风除湿、疏通经络的功效。

5. 臂腋肿

腋下及臂掌肿胀、肿痛是手厥阴心包经的常见症状，如上述。

臂肘挛急也是手厥阴心包经经常出现的症状，也即臂肘筋挛弯曲而不能灵活地伸直，称为拘挛、挛急。中医认为主要是因"筋"失"血"养，导致筋的干燥、收缩而引起的。因肝主筋、主藏血，故此病多与肝有关。又因心主血，而手厥阴心包经与足厥阴肝经又都属于"厥阴"的同名经，故心脏虚弱者发病时，往往先觉心慌气短、胸闷窒塞，继而才会出现两臂拘挛的症状。

6. 手心热

症名，又称掌心热、掌中热，即自觉两手掌心发热。掌心为手厥阴心包经、手少阴心经循行的部位，而掌心劳宫穴系手厥阴心包经之"荥火穴"，也是心包经别走手少阳三焦经的要穴。若邪气长期留滞体内或手厥阴心包经，郁久而化热，则表现为手心热的症状；邪热伤阴，阴虚火旺，也可以表现为手心热。如《灵枢·经脉》："心主手厥阴心包络之脉……是主脉所生病者，烦心心痛，掌中热"。

临床中，也常见手足心同时发热的现象，还有伴胸中及内心烦热者，称为"五心烦热"。

（四）手厥阴心包经

立夏、小满两个节气的导引术及其主治病症，在人体经脉方面主要与手厥阴心包经相应，故了解手厥阴心包经的经脉循行与主要病症，有利于我们更好地学习与理解这两个节气导引术，尤其是图谱原文中的相关内容。

1. 经脉循行

《灵枢·经脉》原文：*心主手厥阴心包络之脉，起于胸中，出属心包络，下膈，历络三焦。其支者，循胸出胁，下腋三寸，上抵腋下，循臑内，行太阴、少阴之间，入肘中，下臂，行两筋之间，入掌中，循中指，出其端。其支者，别掌中，循小指次指出其端。*

《灵枢·经脉》语译：手厥阴心包经，起始于胸中，连接并出于心包络，向下通过膈肌，联络于三焦。其支脉，沿胸内出胁部，当腋下三寸处（天池穴），向上到腋下，沿上臂内侧（天泉穴），于手太阴、手少阴之间，进入肘中（曲池穴），向前臂下行，走桡侧腕屈肌腱与掌长肌腱两筋之间（郄门穴、间使穴、内关穴、大陵穴），进入掌中（劳宫穴），沿中指桡侧出于其末端（中冲穴）。另一支脉，从掌中分出，沿无名指出于其末端（于关冲穴接手少阳三焦经）。

2. 主要病症

《灵枢·经脉》原文：心主手厥阴心包络之脉……是动则病手心热，臂、肘挛急，腋肿，甚则胸胁支满，心中澹澹大动，面赤，目黄，喜笑不休。是主脉所生病者，烦心，心痛，掌中热。

《灵枢·经脉》语译：手厥阴心包经，有了异常变动，常表现为下列病症：心中热，前臂和肘弯掣强拘急，腋窝部肿胀，甚至胸中满闷，心跳不宁，面赤、眼睛昏黄，喜笑不止。本经所属腧穴能够治疗有关"脉"方面发生的病症，如心胸烦闷，心痛，掌心发热。

手厥阴心包经临床常见病症发病原因概述如下：

手厥阴之脉起于胸中，出属心包络，循胸出胁，入于掌中，故见手心热及心中憺憺大动。

心之华在面，目者心之使，故病则面赤目黄。

心在声为笑，故病可见喜笑不休。

由上可知，以锻炼手厥阴心包经为主的立夏、小满两个节气，图谱原文中罗列主治病症的内容大多源于此，读者需要相互参阅学习。

八、小满四月中坐功祛病图

二十四节气导引法

小满单臂托举式

面向东南　盘腿为起　展肘鼓翼　掌按双膝

右掌上穿　前经躯体　顶上托举　气满天地

松肩坠肘　劲作逶通　旋臂转掌　下落经体

右掌还原　扶按右膝　目视前方　调理呼吸

易右为左　如前修习　左右轮流　三番一毕

伸臂展翼　与肩平齐　沉肩坠肘　还原归一

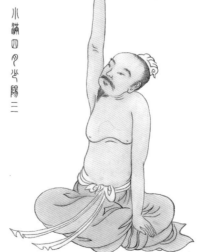

（一）图谱原文

小满四月中，运主少阳三气，时配手厥阴心包络风木。

每日寅、卯时，正坐，一手举托，一手拄按，左右各三五度。叩齿、吐纳、漱咽。

治病：除肺腑蕴滞邪毒，胸胁支满，心中憺憺大动，面赤，掌中热。

（二）白话语译

小满：为四月中气，其主气为少阳三气，与人体属风木的手厥阴心包经相匹配。

导引：每日03：00－07：00，正坐，一手举托，一手支撑腿部下按，左右各做三五次。叩齿、吐纳、漱口吞津。

治病：治疗肺腑蕴滞邪毒，症见胸胁胀满，心中忧伤不安，面红，掌中发热等。

（三）重点词解

1. 拄按

拄（zhǔ），支撑，顶着。唐孟郊《劝善吟》："藏书拄屋脊，不借与凡聋"；《西游记》第六七回："上拄天，下拄地；来时风，去时雾"。拄，即用手支撑着腿部向下按。

2. 除肺腑蕴滞邪毒

蕴滞：蕴（yùn），积聚，蓄藏。《左传·昭公十年》："蕴利生孽，姑使无蕴乎"；《后汉书·袁张韩周列传》："蕴椟古今，博物多闻"；李贤注："蕴，藏也"。滞 zhì，积聚、凝结、积压。《淮南子·时则训》："流而不滞"。

肺腑在此处并非指肺脏，否则于意不通。其含义有二，一是指人体的内脏，进而引申为内心深处的意思，如感人肺腑、肺腑之言等，又如《汉书·王莽传》"伏自惟念，得托肺腑"；二是指肺之"府"——胸，因肺与心皆藏于胸中。

经常进行小满及立夏等导引术的练习，可以祛除体内蕴积留滞的各种邪毒。在与手厥阴心包经配属的小满季节做单臂托举式的导引练习，可以祛除胸中蕴积留滞的各种邪毒，似于意更合。这一点从小满单臂托举式的练习方法及要领中更容易体会和理解。

3. 胸胁支满

胁，指侧胸部；胸胁，指整个胸腔。胸胁支满，就是指整个胸腔支撑胀满。如《素问·缪刺论》："邪客于足少阴之络，令人卒心痛，暴胀，胸胁支满"。

人体膈以上为胸，胸中为心、肺所居，在五脏学说中，心、肺二脏属阳脏，故胸为清阳所聚之处，也称为清旷之区。《成方切用》中引用著名医学家喻嘉言语"胸中阳气，如离照当空，旷然无外。设地气一上，则窒塞有加"。故胸中阳气不振，能使寒浊之邪上犯；同样，寒浊之邪上逆，也能使阳气不宣，而产生闷胀、痞结、疼痛等症。

4. 心中憺憺

憺，通惮，震动之意；憺憺，忧伤、不安。心中憺憺，为病症名，指心脏剧烈跳动而心慌不安的症状表现，如《灵枢·经脉》："心主手厥阴心包络之脉……是动则病手心热，臂肘挛急，腋肿，甚则胸胁支满，心中澹澹大动"。

心中憺憺大动，类似于心悸、怔忡等病症。其致病因素极其复杂，如《杂病源流犀烛·怔忡源流》说："怔忡，心血不足病也……心血消亡，神气失守，则心中空虚，快快动摇，不得安宁，无时不作，名曰怔忡。或由阳气内虚，或由阴血内耗，或由水饮停于心下，水气乘心……，或事故烦冗（rǒng），用心太劳……或由气郁不宣而致心动……，以上皆怔忡所致之由也"。

5. 面赤

面部色赤而热。心之华在面，故心有热毒而面赤。

（四）手厥阴心包络经

1. 经脉循行
请参见"立夏四月节坐功祛病图"的相关论述。

2. 主要病症
请参见"立夏四月节坐功祛病图"的相关论述。

九、芒种五月节坐功祛病图

二十四节气导引法

芒种掌托天门式

两脚并拢　面南站立　头正须直　含胸竖脊

向左开步　两臂平起　中指引领　立掌须弥

力达掌根　排山通臂　掌托天门　脚跟缓提

百会上顶　目视大地　双足平踏　掌留云霓

两臂外旋　舒缓莫急　指尖向后　仰首天际

掌带臂平　须正头屹　两臂下落　收足并立

反向练习　三复可矣　南方丙火　合此节气

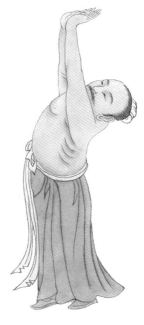

（一）图谱原文

芒种五月节，运主少阳三气，时配手少阴心君火。

每日寅、卯时，正立，仰身，两手上托，左右力举，各五七度。叩齿、吐纳、咽液。

治病：除腰肾蕴积虚劳，嗌干，心痛，胁痛，目黄，消渴欲饮，身热，头项痛，上咳吐，下气泄，善惊恐。

（二）白话语译

芒种：为五月节气，其主气为少阳三气，与人体属君火的手少阴心经相匹配。

导引：每日 03：00-07：00，正身站立，身体后仰，双手上托，左右两边依次用力上举，各五七次。叩齿、吐纳、吞津。

治病：除腰肾蕴积虚劳，嗌干，心痛，胁痛，目黄，消渴欲饮，身热，头项痛，上咳吐，下气泄，善惊恐。

（三）重点词解

1. 除腰肾蕴积虚劳

腰为肾之府，而足少阴肾经与手少阴心经又都属于"少阴"的同名经，足经统摄手经，所以在足经的主治病症中往往有属于手经的病症，反之亦然。故调整和锻炼手少阴心经，亦可影响和改善足少阴肾经。另可参阅本书"祛病篇·腰痛"的专门论述。

芒种掌托天门式，是二十四节气导引法中仅有的两个站式导引法之一，通过两掌上托及两足提踵而脚尖下踩的对拔拉伸，使身体躯干尤其是腰部得到锻炼，可以增强腰腿部力量及身体平衡能力，有效祛除腰肾部位蕴积的邪气或改善其虚劳的症状。本式导引还可以发动全身真气，用以灌溉五脏、布精四肢、充实营卫、固摄肌表，从而使邪气不能侵犯、疾病不能丛生。

2. 胁痛

胸胁疼痛。

3. 目黄

目为心之使，心有热，故目黄，另参见"谷雨三月中坐功祛病图"。

4. 消渴欲饮

消渴而想喝水。消渴为传统中医学病名，与现代医学的糖尿病基本吻合，临床症状以多饮、多尿、多食及消瘦或肥胖、疲乏、尿甜为主，若做化验检查则主要表现为尿糖阳性及血糖高于正常值。从中医理论角度讲，消渴病变部位在肺、胃、肾，基本病机为阴津亏耗，燥热偏盛。《素问·奇病论》："肥者令人内热，甘者令人中满，故其气上溢，转为消渴"。另请参阅本书"祛病篇·糖尿病"的相关论述。

5. 上咳吐下气泄

上面咳嗽呕吐，下面营卫之气外泄。《素问·举痛论》："炅则气泄，……炅则腠理开，荣卫通，汗大泄，故气泄"。

6. 头项痛

头项痛，是头后及项后部位疼痛的病症。头项部为足太阳膀胱经循行的部位，足太阳膀胱经为一身体表之藩篱，太阳经受邪，经气不利，而出现头项痛的病症。临床中，肝气可达巅顶，肝气上犯或肝气不舒也常见到颈项部疼痛。

此处所言之头项痛，约为因肾虚而引起的头痛，本式导引以练手少阴心经气脉为主，对于同名经足少阴肾经也有一定的帮助，从而起到以心阳温肾水的功效。

7. 善惊恐

善惊恐，是指容易受到惊吓，容易感到恐惧。容易惊恐从中医理论而言，与心及肾相关。《素问·玄机原病式》："惊，心卒动而不宁也。火主于动，故心火热甚也。虽尔，止为热极于惊，乃火极似水则喜惊也。反兼肾水之恐者，亢则害，承乃制故也，所谓恐则喜惊者，恐则伤肾而水衰，心火自甚，故喜惊也"。

（四）手少阴心经

传统理论认为，芒种、夏至两个节气的导引术及其主治病症，在人体经脉方面主要与手少阴心经相应，故了解手少阴心经的经脉循行与主要病症，有利于更好地学习与理解这两个节气导引术，尤其是图谱原文中的相关内容。

1. 经脉循行

《灵枢·经脉》原文：心手少阴之脉，起于心中，出属心系，下膈，络小肠。其支者，从心系，上挟咽，系目系。其直者，复从心系，却上肺，下出腋下，下循臑内后廉，行太阴、心主之后，下肘内，循臂内后廉，抵掌后锐骨之端，入掌内后廉，循小指之内，出其端。

《灵枢·经脉》语译：手少阴心经，起始于心中，出来后连接心系（即心与其他脏器相连的结构），下过膈肌，包绕小肠。其支脉，从心脏的系带部向上挟咽喉，与眼球内连于脑的目系相联系。其直行脉，从心系上行至肺，向下出于腋下（极泉穴），沿上臂内侧后缘，走手太阴、手厥阴经之后（青灵穴），下向肘内（少海穴），沿前臂内侧后缘（灵道穴、通里穴、阴郄穴、神门穴），到掌后豌豆骨部进入掌内后缘（少府穴），沿小指的桡侧出于其末端（于少冲穴接手太阳小肠经）。

2. 主要病症

《灵枢·经脉》原文：心手少阴之脉……是动则病嗌干，心痛，渴而欲饮，是为臂厥。是主心所生病者，目黄，胁痛，臑臂内后廉痛、厥，掌中热、痛。

《灵枢·经脉》语译：手少阴心经……本经若有异常，临床症状常表现为咽喉干燥，心口痛，口渴欲喝水，还可以发为前臂部气血阻逆如厥冷、麻木、酸痛等症。能够治疗有关"心"方面发生的病症，如眼睛发黄，胸胁疼痛，上臂、前臂内侧后缘痛或厥冷，手掌心热、痛。

手少阴心经临床常见病症发病原因概述如下：

手少阴心经的支脉从心系上夹于咽部，故心热则为嗌干心痛。

心火炎上则心液耗，故渴而欲饮。

手少阴心经之脉系于目系，心热故目亦黄。

手少阴心经之脉又出腋下，故胁痛。

手少阴心经循臑臂内侧入掌内后廉，故病为掌中热痛。

十、夏至五月中坐功祛病图

二十四节气导引法

夏至手足争力式

平坐向南　含胸竖脊　意存掌心　熨烫双膝

右膝屈隆　脚踏实地　交叉十指　抱右足底

上隆右足　带掌而起　收回右腿　臂掌用力

手足相争　矛盾太极　三复此法　通经行气

松手舒脚　还原稍息　以左易右　对侧修习

不求隆直　但重适宜　屈伸松紧　妙得玄机

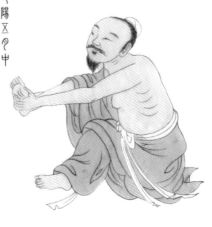

（一）图谱原文

夏至五月中，运主少阳三气，时配手少阴心君火。

每日寅、卯时，跪坐，伸手叉指、屈脚换踏，左右各五七次。叩齿、纳清吐浊、咽液。

治病：除风湿积滞，腕膝痛，臑臂痛，腰背痛，身体重，诸痛皆愈。

（二）白话语译

夏至：为五月中气，其主气为少阳三气，与人体属君火的手少阴心经相匹配。

导引：每日03：00-07：00，危坐，伸手叉指，脚踏其间，左右互换各五到七次。叩齿、吸入清气并吐出浊气、吞津。

治病：消除风湿积滞，腕、膝、臂膀、腰背各种疼痛及身体重等。

（三）重点词解

1. 跪坐

应为危坐之误。指端坐，亦指坐时敬谨端直。见《管子·弟子职》："危坐乡师，颜色毋怍"。

2. 踏

踩；践踏。

3. 除风湿积滞

经常习练夏至节气的导引术——手足争力式，可以有效促进手足部经络乃至全身的气血运行，有利于排除全身各个部位积留停滞的风湿等。

4. 腕膝臑臂腰背诸痛

臑nào，中医指人体自肩至肘前侧靠近腋部的隆起的肌肉。臂，从肩到手腕的部分。《灵枢经·经脉》："颔肿不可以顾，肩似拔，臑似折"；《医宗金鉴·刺灸心法要诀·周身名位骨度》"臑"注："臑者，肩髃下内侧对腋处，高起软白肉也"。

这里所说的膝、腰、背诸痛，为与手少阴心经同名的足少阴肾经的主要症状，见"芒种五月节坐功祛病图"中的论述，而腕、臑、臂诸痛则为手少阴心经在手臂循经部位的症状表现。

（四）手少阴心经

1.经脉循行

请参见"芒种五月节坐功祛病图"的相关论述。

2.主要病症

请参见"芒种五月节坐功祛病图"的相关论述。

十一、小暑六月节坐功祛病图

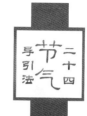

二十四节气导引法

小暑翘足舒筋式

西南为起　危坐调息　下颔内收　含胸竖脊

百会上顶　身成跪立　两足匀回　脚尖着力

重心左移　右脚踏地　坐左脚跟　十指拄地

提起右腿　缓缓前踢　绷直足尖　体会气机

脚尖内勾　足踵用力　匀而复伸　三匝练习

还收右脚　平正踏地　直立起身　回归跪立

坐双足跟　两手覆膝　对侧而为　其法如一

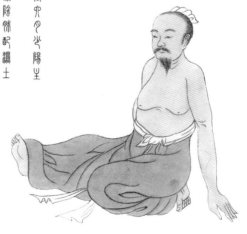

小暑中宫坐少阳生

手无名指配坤土

丑寅虚伸翘足式

除湿健脾初秋足

（一）图谱原文

小暑六月节，运主少阳三气，时配手太阴肺湿土。

每日丑、寅时，两手踞地，屈压一足，直伸一足，用力掣三五度。叩齿、吐纳、咽液。

治病：除腿、膝、腰、髀风湿，肺胀喘咳，小腹脐右胀痛，半身不遂，哮喘，脱肛，手挛，体重。

（二）白话语译

小暑：为六月节气，其主气为少阳三气，与人体属湿土的手太阴肺经相匹配。

导引：每日 01：00－05：00，两手撑地，一条腿弯曲下蹲，另一条腿向前伸直，用力前引三五次。叩齿、吐纳、吞津。

治病：消除腿、膝、腰、髀风湿，还有肺部胀满咳嗽，小腹肚脐右边胀痛，半身不遂，哮喘，脱肛，手拘挛，身体沉重等。

（三）重点词解

1. 踞地

踞，占据、踞守、盘踞。这里引申为撑在地面、伏在地面。

2. 除腿膝腰髀风湿

按照"足经统摄手经"的理论，调整与锻炼手太阴肺经，亦有辅助治疗同名经足太阴脾经的作用。所以习练小暑翘足舒筋式，不仅可以改善手太阴肺经的相关病症，也可以缓解足太阴脾经的系列症状，有利于祛除腿、膝、腰、髀等下肢的风湿。

中医学认为"诸湿肿满，皆属于脾"，故健脾可以除湿；而肺主气，益气也可以除湿。

3. 脱肛

脱肛，相当于现代医学的肛管直肠脱垂，是指肛管、直肠黏膜、直肠全层以至部分乙状结肠脱出肛外的病变，主要在大便时发生。中医理论认为，肺与大肠相表里，脱肛多为久病体虚，导致肺气虚弱而无力固摄肛管、直肠等所致。

4. 体重

湿邪重着而黏腻，故常见体重、头重等症。

（四）手太阴肺经

小暑、大暑两个节气的导引术及其主治病症，在人体经脉方面主要与手太阴肺经相应，故了解手太阴肺经的经脉循行与主要病症，有利于更好地学习与理解这两个节气导引术，尤其是图谱原文中的相关内容。

1. 经脉循行

《灵枢·经脉》原文：肺手太阴之脉，起于中焦，下络大肠，还循胃口，上膈属肺，从肺系，横出腋下，下循臑内，行少阴、心主之前，下肘中，循臂内上骨下廉，入寸口，上鱼，循鱼际，出大指之端。其支者，从腕后，直出次指内廉，出其端。

《灵枢·经脉》语译：手太阴肺经，起始于中焦，向下包绕大肠，回来沿着胃上口，穿过膈肌，连接肺脏。从肺系（气管、喉咙部）横出腋下（中府穴、云门穴），下循上臂内侧，走手少阴、手厥阴经之前（天府穴、侠白穴），下向肘中（尺泽穴），沿前臂内侧桡骨边缘（孔最穴），进入寸口（桡动脉搏动处）（经渠穴、太渊穴），去到大鱼际部，沿其边际（鱼际穴），出大指的末端（少商穴）。其支脉：从腕后（列缺穴）走向食指内（桡）侧，出其末端。

2. 主要病症

《灵枢·经脉》原文：肺手太阴之脉……是动则病肺胀满，膨膨而喘咳，缺盆中痛，甚则交两手而瞀，此为臂厥。是主肺所生病者，咳，上气喘喝，烦心胸满，臑臂内前廉痛厥，掌中热。气盛有余则肩背痛，风寒汗出中风，小便数而欠；气虚则肩背痛寒，少气不足以息，溺色变。

《灵枢·经脉》语译：手太阴肺经……如果有了异常变动，常表现为以下病症：肺部胀满，嘭嘭气喘，咳嗽，锁骨上窝（缺盆）内（包括喉咙部分）疼痛，严重的交捧两手即感到胸中烦乱、视觉模糊，还可发生前臂部的气血阻逆（如厥冷、麻木、疼痛等）。能主治有关"肺"方面的病症，如咳嗽，气上逆而不平，喘息气粗，心烦不安，胸部满闷，上臂、前臂的内侧前缘（经脉所过处）酸痛或厥冷，掌心发热。本经气盛有余的实证，多见肩背疼痛，感冒风寒而自汗出，伤风，小便频数而短少；本经气虚不足的虚证，多见肩背疼痛、怕冷，气短、呼吸急促，小便的颜色异常。

手太阴肺经临床常见病症发病机理简述如下：

肺者，生气之源，乃五脏之华盖，其脉起于中焦，循胃口上膈属肺，故病则肺胀、咳喘、胸满。

缺盆虽是十二经的通路，而与肺尤为接近，故肺病则痛。

手太阴肺经，由中府穴出腋下，行肘臂间，肺之经气不利，则臑、臂内侧前廉作痛。

肺主皮毛，若寒邪侵犯皮毛及肺经、卫阳受束，则洒淅寒热；若肺及皮毛伤风则自汗。

肺主气，故肺虚则少气。

由上可知，在以锻炼手太阴肺经为主的小暑、大暑两个节气，图谱原文中罗列主治病症的内容大多源于此，读者需要相互参阅学习。

大暑蹲地虎视式

二十四节气导引法

大暑时节　西南当令　盘坐巍巍　心平气静

两臂侧伸　小指引领　握拳拄地　顶劲虚灵

昂头伸腰　抬颔努睛　目视苍穹　气定神凝

左后转颈　尾闾随行　摇头摆尾　动作略停

头部回转　势如前行　抬头掉尾　目视苍冥

左右反复　三匝力盈　正身还原　体松心静

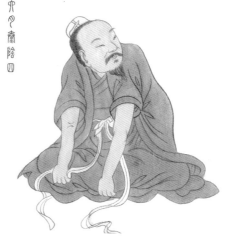

（一）图谱原文

大暑六月中，运主太阴四气，时配手太阴肺湿土。

每日丑、寅时，双拳踞地，返首向肩引作虎视，左右各三五度。叩齿、吐纳、咽液。

治病：除头、项、胸、背风毒，咳嗽，气喘，胸满，臂痛，皮麻，小便数洒，寒热。

（二）白话语译

大暑：为六月中气，其主气为太阴四气，与人体属湿土的手太阴肺经相匹配。

导引：每日 01：00–05：00，双拳撑地，向肩部回头后视牵引如虎状，左右各三五次。叩齿、吐纳、吞津。

治病：消除头、项、胸、背部的风邪热毒，以及咳嗽，气喘，胸部满闷，手臂疼痛，皮肤麻木，小便频繁，恶寒发热等。

（三）重点词解

1. 双拳踞地

双拳撑地。

2. 返首向肩引作虎视

回头向肩部后视作牵引动作如虎状。虎视，意为模仿老虎向后看，是传统导引的一个典型动作，在马王堆出土的西汉导引图里就有类似的动作。《黄庭内景五脏六腑补泻图》"以两手拒地，回顾用力，虎视"。

3. 除头项胸背风毒

经常习练大暑节气的导引术——踞地虎视式，通过昂头瞪目、摇头摆尾等动作，使头颈、腰背以及胸腹部位得到充分的锻炼，对于消除这些部位积聚的风邪热毒具有良好的效果。

4. 皮麻

皮肤麻木。中医理论认为，麻木为气血虚弱的表现。皮肤为肺所主，故皮肤麻木，常因肺气虚弱所致。

5. 小便数洒

小便频繁。肺为水之上源，若肺气虚弱，则水液固摄无力，故小便清长而频繁。

6. 寒热

恶寒发热。

（四）手太阴肺经

1. 经脉循行

请参见"小暑六月节坐功祛病图"的相关论述。

2. 主要病症

请参见"小暑六月节坐功祛病图"的相关论述。

十三、立秋七月节坐功祛病图

二十四节气导引法

立秋缩身拱背式

起于西南　危坐正身　俯身平脊　托地前伸

呼气拱背　收腹缩身　浊气吐尽　屏息凝神

腰背平直　头尾对神　拔背竖项　劲提耳根

抬头掉尾　节节拔伸　吸气充身　屏息凝神

三复其法　有条不紊　重心后移　坐于足跟

收掌舒脊　危坐正身　目视下方　调息凝神

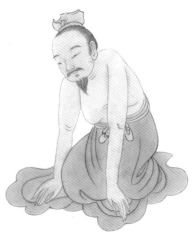

（一）图谱原文

立秋七月节，运主太阴四气，时配足少阳胆相火。

每日丑、寅时，正坐，两手托地，缩体闭息，耸身上踊，七八度。叩齿、吐纳、咽液。

治病：补虚益损，去腰肾积气，口苦，心胁痛，不能动头、颈、目，腋肿痛，汗出振寒。

（二）白话语译

立秋：为七月节气，其主气为太阴四气，与人体属相火的足少阳胆经相匹配。

导引：每日 01：00–05：00，正坐，两手托地，身体收缩闭气，舒展上提，七八次。叩齿、吐纳、吞津。

治病：补益虚损，祛除腰肾积气，口苦，心胁疼痛，头、颈、目不能转动，腋下肿痛，出汗、寒颤不止等。

（三）重点词解

1. 缩体

缩，收缩、蜷缩。苏轼《教战守策》："论战斗之事，则缩颈而股慄"。在此意为将身体蜷缩。

2. 闭息

有意地暂时抑止呼吸。《神仙传·彭祖》："常闭气内息"。

3. 耸身上踊

躯干向上牵引。

4. 补虚益损

补益五脏虚损症状。五脏各有所主，肺主气，心主血，脾主肌肉，肾主骨藏精，肝主筋藏血，虚则补之。

5. 腋肿痛

见"立夏四月节坐功祛病图"中"臂腋肿"条。

6. 汗出振寒

身体发汗，寒颤怕冷。《素问·骨空论》："风从外入，令人振寒，汗出头痛，身重恶寒"；《丹溪心法·恶寒》："阳虚则恶寒"；《张氏医通·寒热门》："外感、内伤、伤食、温痰、火郁，皆有恶寒，非独阳虚也"。

（四）足少阳胆经

立秋、处暑两个节气的导引术及其主治病症，在人体经脉方面主要与足少阳胆经相应，故了解足少阳胆经的经脉循行与主要病症，有利于更好地学习与理解这两个节气导引术，尤其是图谱原文中的相关内容。

1. 经脉循行

《灵枢·经脉》原文：胆足少阳之脉，起于目锐眦，上抵头角下耳后，循颈行手少阳之前，至肩上，却交出手少阳之后，入缺盆。其支者，从耳后入耳中，出走耳前，至目锐眦后。其支者，别锐眦，下大迎，合于手少阳，抵于䪼，下加颊车，下颈，合缺盆，以下胸中，贯膈，络肝，属胆，循胁里，出气冲，绕毛际，横入髀厌中。其直者，从缺盆下腋，循胸，过季胁，下合髀厌中，以下循髀阳，出膝外廉，下外辅骨之前，直下抵绝骨之端，下出外踝之前，循足跗上，入小趾次趾之端。其支者，别跗上，入大指之间，循大指歧骨内，出其端，还贯爪甲，出三毛。

《灵枢·经脉》语译：足少阳胆经，起始于眼外角（瞳子髎穴），上行到额角（颔厌穴、悬颅穴、悬厘穴、曲鬓穴；会于头维穴、和髎穴、角孙穴），下耳后（率谷穴、天冲穴、浮白穴、头窍阴穴、完骨穴、本神穴、阳白穴、头临泣穴、目窗穴、正营穴、承灵穴、脑空穴、风池穴），沿颈旁，行手少阳三焦经之前（经天容穴），至肩上向后，与手少阳三焦经交会之后行于其后（会于大椎穴，经肩井穴，与手三阳经会于秉风穴），进入缺盆（锁骨上窝）。其支脉，从耳后进入耳中（与手少阳三焦经会于翳风穴），走耳前（听会穴、上关穴；与手少阳会于听宫穴、足阳明会于下关穴），至外眼角后。另一支脉，从外眼角分出，下向大迎，会合手少阳三焦经，抵达䪼部，向下过颊车（下颌角），下行颈部，与前支会合于缺盆（锁骨上窝）并由此下向胸中，通过膈肌，包绕肝，连接胆，沿胁里，出于气冲（腹股沟动脉处），绕阴部毛际，横向进入髋关节部。其直行脉，从缺盆（锁骨上窝）下行腋下（渊腋穴、辄筋穴；与手厥阴心包经会于天池穴），沿胸侧，过季胁（日月穴、京门穴；与足厥阴肝经会于章门穴），向下会合前支于髋关节部（带脉穴、五枢穴、维道穴、居髎穴、环跳穴），由此向下，沿大腿外侧（风市穴、中渎穴），出膝外侧（膝阳关穴），下向腓骨头前（阳陵泉穴），直下到腓骨下段（阳交穴、外丘穴、光明穴、阳辅穴、悬钟穴），下出外踝之前（丘墟穴），沿足背进入第四趾外侧至其末端（足临泣穴、地五会穴、侠溪穴、足窍阴穴）。其支脉，从足背分出，进入大趾趾缝间，沿第一、二跖骨间，出趾端，回转通过爪甲，出于趾背毫毛部。

2. 主要病症

《灵枢·经脉》原文：胆足少阳之脉……是动则病口苦，善太息，心胁痛，不能转侧，甚则面微有尘，体无膏泽，足外反热，是为阳厥。是主骨所生病者，头痛，颔痛，目锐眦痛，缺盆中肿痛，腋下肿，马刀侠瘿，汗出振寒，疟，胸、胁、肋、髀、膝外至胫、绝骨、外踝前及诸节皆痛，小趾次趾不用。

《灵枢·经脉》语译：足少阳胆经……若有了异常变动，常表现为下列病症：口中发苦，常叹气，胸胁痛不能转侧，甚则面孔像蒙着微薄的灰尘，身体没有脂润光泽，小腿外侧热，还可发为足少阳胆经的气血阻逆（如厥冷、麻木、酸痛等症）。可以主治有关"骨"方面的病症，如头痛，颔痛（下巴痛），外眼角痛，缺盆（锁骨上窝）中肿痛，腋下肿，如"马刀挟瘿"等症，自汗出、战栗发冷，疟疾，胸部、胁肋、大腿及膝外侧以至小腿腓骨下段至"绝骨"、外踝的前面，以及各骨节疼痛，小趾侧的次趾（足四趾）活动不利。

足少阳胆经临床常见病症发病机理简述如下：

胆病则胆液外溢而口苦。

胆郁不舒，故善太息。

足少阳胆经之别，贯心循胁里，故胆经病常见心胁痛不能转侧。

足少阳胆经之别散于面，胆木为病，燥金胜之，故面微有尘，体无膏泽。

少阳居三阳之中而为枢，属半表半里，阳胜则汗出，风胜则振寒而为疟。

其他诸证，则皆为其经脉所及经气不利而成。

281

十四、处暑七月中坐功祛病图

二十四
节气
导引法

处暑反捶背脊式

处暑盆坐　西南为初　两臂侧伸　向后划弧

双握空拳　眼贴骶骨　俯身向前　拳护脊柱

轻轻捶打　如将琴抚　自下而上　转体左顾

头身转正　捶打变术　自上而下　直至骶骨

双拳捶打　力量匀布　节奏韵律　恬然适度

反向施力　动作如故　左右连贯　三遍其复

头身转正　还归本初　静观片刻　气行脉注

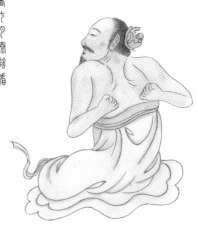

（一）图谱原文

处暑七月中，运主太阴四气，时配足少阳胆相火。

每日丑、寅时，正坐，转头左右举引，就反两手捶背，各五七度。叩齿、吐纳、咽液。

治病：风湿留滞，肩、背、胸、胁、髀、膝及诸骨节痛，咳嗽气喘，悉除。

（二）白话语译

处暑：为七月中气，其主气为太阴四气，与人体属相火的足少阳胆经相匹配。

导引：每日 01：00-05：00，正坐，转头向左右牵引，两拳反向后背捶击，各五七次。叩齿、吐纳、吞津。

治病：风湿滞留，肩、背、胸、胁、髀、膝及各个关节疼痛，咳嗽、气喘，均可祛除。

（三）重点词解

1. 就反两手捶背
顺势反手握拳，捶击背部。
2. 风湿留滞肩背胸胁髀膝及诸骨节痛
此处所言之肩背胸胁髀膝及诸骨节痛，是足少阳胆经循行相关部位的症状。

（四）足少阳胆经

1. 经脉循行
请参见"立秋七月节坐功祛病图"的相关论述。
2. 主要病症
请参见"立秋七月节坐功祛病图"的相关论述。

十五、白露八月节坐功祛病图

二十四
节气
导引法

白露正身旋脊式

白露开端　西向而盘　肘翻掌旋　膝上掌安

头身左转　较处略耽　百会尾闾　天柱伸展

节节拔伸　脊柱龙蟠　回复中正　稳坐如磐

反向施为　阴阳相参　再归中正　一番圆满

三番周流　妙契自然　掌臂外转　指尖向前

两臂侧伸　平肩下按　沉肩坠肘　舒指松腕

次第有序　下落还原　调理脊督　祛病除患

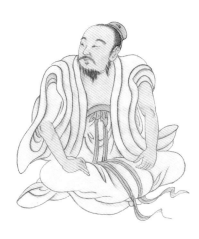

（一）图谱原文

白露八月节，运主太阴四气，时配足阳明胃燥金。

每日丑、寅时，正坐，两手按膝，转头推引，各三五度。叩齿、吐纳、咽液。

治病：除风气留滞腰背，恶寒，疟疾，颈肿痛，痹不能言，狂歌登高。

（二）白话语译

白露：为八月节气，其主气为太阴四气，与人体属燥金的足阳明胃经相匹配。

导引：每日 01：00-05：00，正坐，两手按膝，转头推引，左右各三五次。叩齿、吐纳、吞津。

治病：祛除风气留滞腰背，恶寒，疟疾，颈项肿痛，喉咙闭塞不能言语，神志癫狂、欲登高而歌等。

（三）重点词解

1. 推引

推，用手推。引，拉、牵引。意为用手推牵引。

2. 疟疾

以疟蚊为媒介，由疟原虫引起的周期性发作的急性传染病。《礼记·月令》："孟秋……行夏令，则国多火灾。寒热不节，民多疟疾"。郑玄注："疟疾，寒热所为也"。

3. 痹不能言

即喉痹。痹者，闭塞不通之意。因外邪侵袭，壅遏肺系，邪滞于咽，或脏腑虚损，咽喉失养，或虚火上灼所致，以咽部红肿疼痛、干燥、异物感、咽痒不适等为主要临床表现的咽部疾病，或可伴有发热、痛、咳嗽、难言等症状。《素问·阴阳别论》曰"一阴一阳结，谓之喉痹"。

4.狂歌登高

精神癫狂，欲登高而歌。

（四）足阳明胃经

白露、秋分两个节气的导引术及其主治病症，在人体经脉方面主要与足阳明胃经相应，故了解足阳明胃经的经脉循行与主要病症，有利于更好地学习与理解这两个节气导引术，尤其是图谱原文中的相关内容。

1.经脉循行

《灵枢·经脉》原文：胃足阳明之脉，起于鼻，交頞中，旁纳太阳之脉，下循鼻外，入上齿中，还出挟口环唇，下交承浆，却循颐后下廉，出大迎，循颊车，上耳前，过客主人，循发际，至额颅。其支者，从大迎前下人迎，循喉咙，入缺盆，下膈，属胃，络脾。其直者，从缺盆下乳内廉，下挟脐，入气冲中。其支者，起于胃口，下循腹里，下至气冲中而合，以下髀关，抵伏兔，下膝膑中，下循胫外廉，下足跗，入中指内间。其支者，下膝三寸而别下入中趾外间。其支者，别跗上，入大趾间出其端。

《灵枢·经脉》语译：足阳明胃经，起始于鼻翼两旁（迎香穴），向上于鼻根处与旁侧的足太阳经交会（会于睛明穴），向下沿鼻外侧（承泣穴、四白穴），进入上齿槽中（巨髎穴），回出夹口两侧（地仓穴），环绕口唇（与督脉会于人中），向下交会于颏唇沟（与任脉会于承浆穴），向后沿腮后下缘出面动脉部（大迎），再沿下颌角（颊车穴），上耳前（下关穴），经颧弓上（与手少阳会上关穴、悬厘穴、颔厌穴），沿发际（头维穴），至额颅中部（与足太阳及督脉会于神庭穴）。其支脉，从大迎前向下，经颈动脉部（人迎穴），沿喉咙（水突穴、气舍穴，一说在此向后与督脉及三阳经会于大椎穴），进入缺盆（锁骨上窝），向下通过膈肌，连接胃（会于上脘穴、中脘穴），包绕脾。外行的主干，从缺盆（锁骨上窝）向下，经乳中（气户穴、库房穴、屋翳穴、膺窗穴、乳中穴、乳根穴），向下夹脐两旁（不容穴、承满穴、梁门穴、关门穴、太乙穴、滑肉门穴、天枢穴、外陵穴、大巨穴、水道穴、归来穴），进入腹股沟动脉处（气冲穴）。其支脉，从胃口向下，在腹内向下，至腹股沟动脉部与前述分支会合，由此下行经髋关节前（髀关穴），到股四头肌隆起处（伏兔穴、阴市穴、梁丘穴），下向膝膑中（犊鼻穴），沿胫骨外侧（足三里穴、上巨虚穴、条口穴、下巨虚穴），下行足背（解溪穴、冲阳穴），进入中趾内侧趾缝（陷谷穴、内庭穴），出次趾末端（厉兑穴）。另一支脉，从膝下三寸处（足三里穴）分出（丰隆穴），向下进入中趾外侧趾缝，出中趾末端。又另一支脉，从足背部（冲阳穴）分出，进大趾缝至其末端。

2. 主要病症

《灵枢·经脉》原文：胃足阳明之脉……是动则病洒洒振寒，善呻，数欠，颜黑，病至则恶人与火，闻木声则惕然而惊，心欲动，独闭户塞牖而处，甚则欲上高而歌，弃衣而走，贲向腹胀，是为骭厥。是主血所生病者，狂疟，温淫，汗出，鼽衄，口㖞，唇胗，颈肿，喉痹，大腹水肿，膝膑肿痛，循膺乳、气冲、股、伏兔、骭外廉、足跗上皆痛，中趾不用。气盛，则身以前皆热，其有余于胃，则消谷善饥，溺色黄。气不足，则身以前皆寒栗，胃中寒则胀满。

《灵枢·经脉》语译：足阳明胃经……有了异常变动，常表现为下列病症：颤抖发冷，喜欢伸腰，屡屡呵欠，颜面暗黑。发病时厌恶别人和火光，听到木器声音就惕惕惊慌，心时时跳动，独自关闭房门、遮盖窗户而处。严重的甚至可能登高而歌，不穿衣服就走。胸膈部响，腹部胀满，还可发为小腿部的气血阻逆（如厥冷、麻木、酸痛等症）。另主治有关"血"方面的病症，如躁狂，疟疾，温热病，自汗出，鼻流涕或出血，口㖞，唇生疮疹，颈部肿，喉咙痛，腹大水肿，膝关节肿痛，沿着胸前、乳部、气街（气冲穴）、大腿、大腿前侧、小腿外侧、足背上均痛，足中趾活动不利。凡属于气盛有余的症状，则身体前面都发热，有余的症状表现在胃部，则消化强而容易饥饿，小便颜色黄。属于气虚不足的症状，则身体前部都发冷、寒战，胃部寒冷则感到胀满。

足阳明胃经临床常见症状发病机理简述如下：

足阳明胃经之脉行于身前，故气盛发热以身前为甚。

足阳明胃经之脉起于鼻而交頞中，循鼻外，还出挟口环唇，其支者循喉咙，从缺盆下乳内廉，挟脐腹入气街中，由股下足以入中趾，故胃火循经上炎则鼻痛、鼽衄、咽痹、齿痛、颈肿；风中经脉则口㖞；经气不利则本经经脉所及之处发生病变，如膝膑肿痛，乳痛、气冲、股、伏兔、胫外廉、足面皆痛，足趾不用等。

十六、秋分八月中坐功祛病图

二十四节气
导引法

秋分掩耳侧倾式

坐向正西　两臂前起　掌心相对　与肩同齐

屈肘掩耳　十指枕际　开肘夹背　扩胸竖脊

头身左转　务至其极　左上伸胁　侧身极力

直身还原　脊柱正立　反向施力　连贯如仪

三周其复　条畅气机　蓦然松掌　訇然耳际

古称拔耳　动作迅疾　臂掌前伸　平行侧立

缓缓斜分　掌心向地　蛇行蠕动　还原初起

（一）图谱原文

秋分八月中，运主阳明五气，时配足阳明胃燥金。

每日丑、寅时，盘足而坐，两手掩耳，左右反侧，各三五度。叩齿、吐咽。

治病：除风湿积滞胁肋、腰股、膝膑及腹胀气响，胃寒，喘满。

（二）白话语译

秋分：为八月中气，其主气为阳明五气，与人体属燥金的足阳明胃经相匹配。

导引：每日01：00-05：00，盘腿而坐，两手掩耳，左右反侧拉伸牵引，各三五次。叩齿、吞津。

治病：祛除风湿积滞胁肋、腰股、两膝以及腹胀肠鸣、胃寒、气喘胸闷等。

（三）重点词解

1. 掩耳

意为捂上耳朵。《左传·昭公三十一年》"荀跞掩耳而走"。

2. 除风湿积滞胁肋腰股膝膑

胃喜燥而恶湿，并以通降为和，若风湿积滞则易生病而出现各种症状。此处所言之胁肋、腰股、膝膑等部位及其症状，均与足阳明胃经相关，应将"白露八月节坐功祛病图"及"秋分八月中坐功祛病图"两节共同研修学习。

3. 胃寒

胃寒，是指脾胃阳气虚衰，过食生冷，或寒邪直中所致阴寒凝滞胃腑的证候。症见胃脘疼痛，得温痛减，呕吐清涎，口淡喜热饮，食不化，舌淡苔白滑，脉沉迟。治宜温胃散寒。

4. 喘满

证名。气喘而有胸部满闷的证候，临床上多由痰气壅阻，水饮射肺或脾湿酿痰，肾虚失纳所致。《金匮要略·痰饮咳嗽病脉证并治》:"膈间支饮，其人喘满，心下痞坚，面色黧黑，其脉沉紧，得之数十日，医吐下之不愈，木防己汤主之"。

（四）足阳明胃经

1. 经脉循行

请参见"白露八月节坐功祛病图"的相关论述。

2. 主要病症

请参见"白露八月节坐功祛病图"的相关论述。

十七、寒露九月节坐功祛病图

二十四节气导引法

寒露托掌观天式

寒露肃降　当知其止　西北为始　盘坐澄思

胸前合掌　目视中指　渐开指尖　顺序瑾持

中食无名　大小依次　如莲绽放　掌根楼之

两掌上托　仰首上视　问天之势　稍作停止

顶上合掌　火焰之势　下颔内收　百会上支

屈肘收臂　胸前合十　头颈还原　面平视直

如前施为　三复诸式　掌臂还原　松静自知

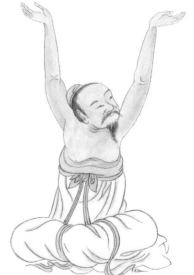

291

（一）图谱原文

寒露九月节，运主阳明五气，时配足太阳膀胱寒水。

每日丑、寅时，正坐，举两臂，踊身上托，左右各五七度。叩齿、吐纳、咽液。

治病：除风寒湿邪挟胁、头、项、腰、脊痛及痔，疟，癫狂，目黄，鼻衄，霍乱。

（二）白话语译

寒露：为九月节气，其主气为阳明五气，与人体属寒水的足太阳膀胱经相匹配。

导引：每日 01：00-05：00，正坐，上举两臂，身体向上牵引，左右各五七次。叩齿、吐纳、咽液。

治病：治疗因寒湿邪引起的胁、头部、颈项、腰部、脊背疼痛，以及痔疮，疟疾，精神癫狂，眼睛发黄，鼻子流涕或出血，霍乱等症。

（三）重点词解

1. 踊身上托

向上牵引身体。踊，向上。《春秋公羊传·成公二年》："萧同姪子者，齐君之母也，踊于棓而窥客"；何休注："踊，上也。"

2. 除风寒湿邪挟胁头项腰脊痛

胁、头、项、腰、脊为足太阳膀胱经循行部位，若受到风寒湿邪的侵袭，必然出现这些部位的疼痛症状。

3. 痔

一种常见的肛肠疾病，通称痔疮。《庄子·列御寇》："子岂治其痔邪，何得车之多也？"成玄英疏："痔，下漏病也。"

4. 疟

病名，疟疾。《左传·昭公十九年》："夏，许悼公疟"；《素问·至真要大论》："恶寒发热如疟。"

（四）足太阳膀胱经

寒露、霜降两个节气的导引术及其主治病症，在人体经脉方面主要与足太阳膀胱经相应，故了解足太阳膀胱经的经脉循行与主要病症，有利于更好地学习与理解这两个节气导引术，尤其是图谱原文中的相关内容。

1. 经脉循行

《灵枢·经脉》原文：膀胱足太阳之脉，起于目内眦，上额，交巅。其支者，从巅至耳上角。其直者，从巅入络脑，还出别下项，循肩髆内，挟脊抵腰中，入循膂，络肾，属膀胱。其支者，从腰中，下挟脊，贯臀，入腘中。其支者，从髆内左右，别下贯胛，挟脊内，过髀枢，循髀外，从后廉，下合腘中，以下贯踹内，出外踝之后，循京骨至小趾外侧。

《灵枢·经脉》语译：足太阳膀胱经，起始于内眼角（睛明穴），上行额部（攒竹穴、眉冲穴、曲差穴；与督脉会于神庭穴、与足少阳胆经会于头临泣穴），与督脉交会于头顶（五处穴、承光穴、通天穴；会于百会穴）。其支脉，从头顶分出到耳上角（会于曲鬓穴、率谷穴、浮白穴、头窍阴穴、完骨穴）。其直行主干，从头顶入颅内包绕脑（络却穴、玉枕穴；会于脑户穴、风府穴），复出项部（天柱穴）分开下行，一支沿肩胛内侧，夹脊旁（会三阳经及督脉于大椎穴、陶道穴；经大杼穴、风门穴、肺俞穴、厥阴俞穴、心俞穴、督俞穴、膈俞穴），到达腰中（肝俞穴、胆俞穴、脾俞穴、胃俞穴、三焦俞穴、肾俞穴），进入脊旁筋肉，包绕肾，连接膀胱（气海俞穴、大肠俞穴、关元俞穴、小肠俞穴、膀胱俞穴，中膂俞穴、白环俞穴）。一支从腰中分出，夹脊旁，通过臀部（上髎穴、次髎穴、中髎穴、下髎穴、会阳穴、承扶穴），进入腘窝中（殷门穴、委中穴）。背部另一支脉，从肩胛内侧分别下行，通过肩胛（附分穴、魄户穴、膏肓俞穴、神堂穴、谚谑穴、膈关穴），沿脊柱两侧向下（魂门穴、阳纲穴、意舍穴、胃仓穴、肓门穴、志室穴、胞肓穴、秩边穴），经过髋关节部（与足少阳胆经会于环跳穴），沿大腿外侧后缘下行（浮郄穴、委阳穴），与前支会合于腘窝中（委中穴），由此向下通过腓肠肌（合阳穴、承筋穴、承山穴），出外踝后方（飞扬穴、跗阳穴、昆仑穴），沿第五跖骨粗隆（仆参穴、申脉穴、金门穴、京骨穴），到小趾的外侧端（束骨穴、足通谷穴、至阴穴）。

2. 主要病症

《灵枢·经脉》原文：膀胱足太阳之脉……是动则病冲头痛，目似脱，项如拔，脊痛，腰似折，髀不可以曲，腘如结，踹如裂，是为踝厥。是主筋所生病者，痔，疟，狂、癫疾，头囟项痛，目黄，泪出，鼽衄，项、背、腰、尻、腘、踹、脚皆痛，小趾不用。

《灵枢·经脉》语译：足太阳膀胱经……如果有了异常变动，常表现为冲头痛，眼睛如要脱出，后项如被拉扯，脊背痛，腰似折断，股骨关节不能弯曲，腘窝好像凝结，腓肠肌如裂开，还可发生外踝部的气血阻逆（如厥冷、麻木、酸痛等症）。能主治有关"筋"方面的病症，如痔，疟疾，躁狂，癫痫，头囟后项痛，眼睛发黄，流泪，鼻流涕或出血，后项、腰背部、臀骶部、腘窝、腓肠肌、脚疼痛，小脚趾活动不利。

足太阳膀胱经临床常见病症发病机理简述如下：

"膀胱者，腠理毫毛其应"，故膀胱与表气相通，外邪侵袭，则寒热鼻塞。

足太阳膀胱经之脉上额交巅入络脑，故邪气上冲则为头痛。

足太阳膀胱经之脉起目内眦，还出别下项，故临床见目似脱，项如拔等症状。

足太阳膀胱经夹背抵腰中，过髀枢，循髀外下合腘中，贯踹内，故病脊痛腰似折等。

294

十八、霜降九月中坐功祛病图

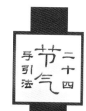

二十四节气导引法

霜降两手攀足式

西北起术　平坐脊竖　伸腿贴地　掌将膝护

侧伸两臂　劳宫后吐　俯身向前　双手攀足

捏持足趾　一二其数　向内拉伸　足尖勾鼓

抬头伸腰　上视双目　头须还原　尽力前俯

两手回复　攀握两足　足尖向前　力到校处

循序渐进　分寸适度　反复修习　还原如故

滋养肝肾　调理任督　强健腰腿　入冬基础

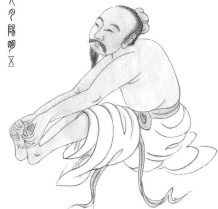

（一）图谱原文

霜降九月中，运主阳明五气，时配足太阳膀胱寒水。

每日丑、寅时，平坐，舒两手，攀两足，随用足间力，纵而复收，五七度。叩齿、吐纳、咽液。

治病：除风湿入腰脚不能曲伸及便脓血，小便难，筋寒，脚气，脱肛，痔漏。

（二）白话语译

霜降：为九月中气，其主气为阳明五气，与人体属寒水的足太阳膀胱经相匹配。

导引：每日 01：00-05：00，平坐，舒展两手牵挽两足，然后用力勾、伸两足五七次。叩齿、吐纳、咽液。

治病：祛除风湿浸入所致腰脚不能屈伸，便脓血，小便难，筋寒，脚气，脱肛，痔漏等。

（三）重点词解

1. 舒两手

舒，展开，伸展；舒展，舒畅，舒张。此处意为将两手舒展。

2. 攀两足

攀，牵挽；拽住；抓紧。此处意为抓住两脚。徐霞客《游黄山日记（后）》："攀草牵棘，石块丛起则历块"，此意为抓住两脚。

3. 风湿入腰脚不能曲伸

腰、腿部位因受到风、湿邪而不能屈伸活动，多伴有疼痛。腰腿乃足太阳膀胱经循行部位，而霜降节气的导引动作的锻炼正是以腰脊为重心，可与"寒露九月节坐功祛病图"的内容互参学习。

4. 便脓血

脓血是既有脓且有血，为两者混合物，大便带有脓血多为肠道出现破溃的表现。

5. 小便难

小便困难，即小便排出不畅。

6. 筋寒

天气变冷，筋肉出现僵硬、疼痛等症状为筋寒。

7. 脱肛

病名。直肠自肛门脱出，长期的便秘、腹泻、痔疮等都能引起。《医宗金鉴·刺灸心法要诀·阴维内关穴主治歌》："中满心胸多痞胀，肠鸣泄泻及脱肛"。

8. 痔漏

肛瘘的通称，指痔疮合并肛漏者。痔与漏为见于肛门内外的两种不同形态的疾患。凡肛门内外有小肉突起为痔。凡孔窍内生管，出水不止者为漏；生于肛门部的为肛漏，又名痔瘘。明方贤《奇效良方》卷五十一："初生肛边，成瘤不破者曰痔；破溃而出脓血，黄水浸淫，淋漓久不止者曰漏也"；明李时珍《本草纲目·百病主治药·痔漏》："初起为痔，久则成漏。"

（四）足太阳膀胱经

1. 经脉循行

请参见"寒露九月节坐功祛病图"的相关论述。

2. 主要病症

请参见"寒露九月节坐功祛病图"的相关论述。

十九、立冬十月节坐功祛病图

二十四
节气
导引法

立冬挽肘侧推式

立冬盘坐　西北起练　右掌划弧　缓缓体前

贴于左肘　势如落雁　左臂运动　且上且前

与肩水平　掌背向天　旋臂转掌　身亦随焉

左右屈肘　立掌肩前　行云流水　躯干右旋

右前排山　头颈左转　伸指舒腕　气沉丹田

两臂侧开　头身正前　沉肩坠肘　臂掌还原

反向操作　方法同前　水火既济　太极寓焉

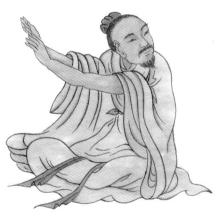

298

（一）图谱原文

立冬十月节，运主阳明五气，时配足厥阴肝风木。

每日丑、寅时，正坐，一手按膝，一手挽肘，左右换，两手左右托，三五度。吐纳、叩齿、咽液。

治病：除胸胁积滞、虚劳邪毒，胸满，呕逆，飧泄，耳聋，目肿，腹胁四肢满闷。

（二）白话语译

立冬：为十月节气，其主气为阳明五气，与人体属风木的足厥阴肝经相匹配。

导引：每日 01：00-05：00，正坐，一手按膝，一手挽肘，左右交换，两手向左右托，各三五次。吐纳、叩齿、吞津。

治病：祛除胸胁积滞，虚损，邪毒，胸中胀满，呕吐，大便溏泄，耳聋，眼肿，腹胁及四肢胀满等症。

（三）重点词解

1. 挽肘

挽，拉，牵引。此处意为一手拉住另一手臂的肘关节。

2. 除胸胁积滞虚劳邪毒

胸胁与足厥阴肝经有着密切的关系，若胸胁发生积滞、虚损、邪毒等，则可能导致整条足厥阴肝经出现症状。因此，以调整和锻炼足厥阴肝经为主的"立冬十月节坐功祛病图""小雪十月中坐功祛病图"图谱原文中所罗列的大部分症状均属于足厥阴肝经的病症。所以，长期习练立冬、小雪节气导引术，可以有效消除胸胁积滞、虚损、邪毒以及足厥阴肝经相关的各种症状。

虚损，又称虚劳，是由于禀赋薄弱、后天失养及外感内伤等多种原因引起的，以脏腑功能衰退、气血阴阳亏损、日久不复为主要病机，以五脏虚证为主要临床表现的多种慢性虚弱证候的总称。

3. 胸满

病症名，胸部胀满不适，因风寒、热壅、停饮、气滞、血瘀等所致。《医宗金鉴·订正仲景全书金匮要略注》："表实无汗，胸满而喘者，风寒之胸满也；里实便涩，胸满烦热者，热壅之胸满也；面目浮肿，胸满喘不得卧者，停饮之胸满也；呼吸不快，胸满太息而稍宽者，气滞之胸满也；今病人无寒热他病，惟胸满，唇痿，舌青，口燥，漱水不欲咽，乃瘀血之胸满也。"

4. 飧泄

飧（sūn）泄，亦作"飱泄"，中医病名。临床表现有大便泄泻清稀，并有不消化的食物残渣，肠鸣腹痛，脉弦缓等。本病可由肝郁脾虚，清气不升所致。如《素问·四气调神大论》："冬为飧泄，奉藏者少"；《时病论》："经谓：春伤于风者，乃即病之新感也，即二卷中伤风冒风之证；今谓春伤于风，夏生飧泄者，此不即病之伏气也。盖风木之气，内通乎肝，肝木乘脾，脾气下陷，日久而成泄泻。"

（四）足厥阴肝经

立冬、小雪两个节气的导引术及其主治病症，在人体经脉方面主要与足厥阴肝经相应，故了解足厥阴肝经的经脉循行与主要病症，有利于更好地学习与理解这两个节气导引术，尤其是图谱原文中的相关内容。

1. 经脉循行

《灵枢·经脉》原文：肝足厥阴之脉，起于大指丛毛之际，上循足跗上廉，去内踝一寸，上踝八寸，交出太阴之后，上腘内廉，循股阴入毛中，过阴器，抵小腹，挟胃，属肝，络胆，上贯膈，布胁肋，循喉咙之后，上入颃颡，连目系，上出额，与督脉会于巅。其支者，从目系下颊里，环唇内。其支者，复从肝别贯膈，上注肺。

《灵枢·经脉》语译：足厥阴肝经，从大趾背毫毛部开始（大敦穴），向上沿着足背内侧（行间穴、太冲穴），离内踝一寸（中封穴），上行小腿内侧（与足少阴及足太阴会于三阴交穴；经蠡沟穴、中都穴、膝关穴），离内踝八寸处与足太阴脾经交会，行于其后，上膝腘内侧（曲泉穴），沿着大腿内侧（阴包穴、足五里穴、阴廉穴），进入阴毛中，环绕阴部，至小腹（急脉穴；会于冲门穴、府舍穴、曲骨穴、中极穴、关元穴），夹胃旁边，连接肝，包绕胆（章门穴、期门穴），向上通过膈肌，分布胁肋部，沿喉管之后，向上进入颃颡（喉头部），连接目系（眼球后的脉络连系），上行出于额部，与督脉交会于头顶。其支脉，从目系下向面颊内，环绕唇内。另一支脉，从肝分出，通过膈肌，向上流注于肺（接手太阴肺经）。

2. 主要病症

《灵枢·经脉》原文：肝足厥阴之脉……是动则病，腰痛不可以俯仰，丈夫㿗疝，妇人少腹肿，甚则嗌干，面尘脱色。是主肝所生病者，胸满，呕逆，飧泄，狐疝，遗溺，闭癃。

《灵枢·经脉》语译：足厥阴肝经……如果有了异常变动，常表现为下列病症：腰痛而不能前俯后仰，男性可出现阴部疝气，女性可出现小腹部肿胀，严重者咽喉干，面部如有灰尘而脱了颜色。主治"肝"方面的病症，如胸满闷、呕吐、飧泻、狐疝（类似腹股沟疝）、遗尿、小便困难等。

足厥阴肝经临床常见病症发病机理概述如下：

足厥阴肝经的支脉与别络，和太阳、少阳之脉同结于腰下骶骨处，故病则为腰痛不可以俯仰。

足厥阴肝经之脉循喉咙之后，上入颃颡，上出额，其支者从目系下颊里，故病则嗌干。

足厥阴肝经之脉上行者夹胃贯膈，下行者过阴器抵小腹，故病则胸满、呕逆、飧泄，狐疝、遗溺、癃闭。

二十、小雪十月中坐功祛病图

二十四节气导引法

小雪蛇行蛹动式

日面西北　盘坐巍巍　右掌弧形　体前斜飞

掌心轻落　熨贴肘内　左臂前伸　千军可挥

剑诀森森　势不可连　弹指成掌　力达气随

臂肘腕掌　与指波随　蛇行蚕蛹　节节相催

消瘥粘连　三复而回　沉肩坠肘　腕指绽蕾

两臂侧平　肩沉肘坚　对侧修习　依法施为

三周三复　还原返归　剑诀之势　用法精微

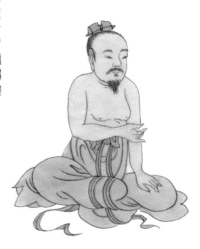

小雪十月病阳经
足厥阴肝木受病
丑寅报闭蝻勤式
辅也肺杜盖贤中

（一）图谱原文

小雪十月中，运主太阳终气，时配足厥阴肝风木。

每日丑、寅时，正坐，一手按膝，一手挽肘，左右争力，各三五度。吐纳、叩齿、咽液。

治病：除风湿热毒，闭癃，诸疝，阴缩，筋挛，五淋，洞泄。

（二）白话语译

小雪：为十月中气，其主气为太阳终气，与人体属风木的足厥阴肝经相匹配。

导引：每日 01：00-05：00，正坐，一手按膝，一手挽肘，左右争力，交替练习各三五次。吐纳、叩齿、咽液。

治病：祛除风湿热毒，小便不畅，各种疝症，阴缩，筋挛，五种淋病，腹泻等。

（三）重点词解

1. 除风湿热毒

经常习练小雪节气导引术——蛇行蛹动式，可以促进手臂部三阴、三阳经络的气血运行，通过蛇行蛹动、凝视剑诀等一系列方法，还可以起到清心、除热、解毒以及祛除风湿的目的与功效。

2. 热毒

中医病证名。即温毒，指火热病邪郁结成毒，也是疔疮、丹毒、热疖等急性热病的统称，又称"火毒"。火热郁积所成，易导致疔疮痈肿之类的邪气。热毒炽盛的临床表现有壮热口渴，烦躁不安，面红目赤，口舌生疮，痘大而密，疹色紫暗，疱浆混浊，口、咽、眼亦可出现疱疹溃破，便秘尿黄，舌苔黄糙，脉洪数。

3. 闭癃

病名，又称癃闭。以小便量少、点滴而出，甚则闭塞不通为主要表现。病情轻者涓滴不利为癃，重者点滴皆无为闭。癃闭有虚实之分，实证多因湿热、气结、瘀血阻碍气化运行；虚证多因中气、肾阳亏虚而气化不行。如《素问·宣明五气篇》谓"膀胱不利为癃，不约为遗溺"；《素问·标本病传论篇》谓"膀胱病小便闭"；《灵枢·本输》云"三焦者，……实则闭癃，虚则遗溺，遗溺则补之，闭癃则泻之"。

4. 诸疝

疝（shàn），病名。体腔内容物向外突出的病症，常在生殖器部位或腹部剧烈疼痛兼有二便不通。《素问·大奇论》："肾脉大急沉，肝脉大急沉，皆为疝。心脉搏滑急为心疝，肺脉沉搏为肺疝。"《素问·长刺节论》："病在少腹，腹痛不得大小便，病名曰疝。"《素问·脉要精微论》"帝曰：诊得心脉而急，此为何病？病形何如？岐伯曰：病名心疝，少腹当有形也"。

5. 阴缩

阴缩，中医病名。男女前阴器内缩之病症。《灵枢·邪气脏腑病形》"肝脉……微大为肝痹，阴缩，咳引小腹"，多因寒中厥阴所致。证见男子阴茎、阴囊内容等缩入少腹，或妇女阴道内缩等。

6. 筋挛

中医病名。指肢体筋脉收缩抽急，不能舒转自如。《灵枢·刺节真邪》："虚邪之中人也，洒淅动形，起毫毛而发腠理，其入深，内抟于骨则为骨痹，抟于筋则为筋挛"。多由外感寒湿或血少津亏，经脉失于荣养所致，也叫痉挛。《素问·示从容论》："雷公曰：于此有人，头痛筋挛骨重，怯然少气，哕噫满腹，时惊，不嗜卧，此何藏之发也？"

7. 五淋

淋（lìn），《素问·六元正纪大论》："小便黄赤，甚则淋"。五种淋症，有四种说法，一说为石淋、气淋、膏淋、劳淋、热淋，见《外台秘要》卷二十七；二说为冷淋、热淋、膏淋、血淋、石淋，见《三因极一病证方论》卷十二；三说为血淋、石淋、气淋、膏淋、劳淋，见《古今图书集成医部全录·淋》；四说为气淋、热淋、劳淋、石淋、小便不通，见《医学纲目·肝胆部》中引用《灵苑》一书。

8. 洞泄

病名，指湿盛伤脾的泄泻。又称濡泄、湿泻、脾虚泄，如《素问·气交变大论》：“岁水不及，湿乃大行，……民病腹满身重，濡泄，寒疡流水。”

（四）足厥阴肝经

1. 经脉循行

请参见“立冬十月节坐功祛病图”的相关论述。

2. 主要病症

请参见“立冬十月节坐功祛病图”的相关论述。

二十一、大雪十一月节坐功祛病图

二十四
节气
导引法

大雪活步通臂式

大雪行功　与众不同　朝向正北　正立如松

向左开步　两臂升空　左右伸展　高与肩同

右脚插步　左肩催动　如波相随　节节贯通

再开左脚　一字须工　左右立掌　排山势雄

伸指平掌　一字正中　左脚盖步　右肩臂通

右脚开步　再与一重　两臂下落　左脚收拢

再开右步　反向用功　三阴三阳　手上行虹

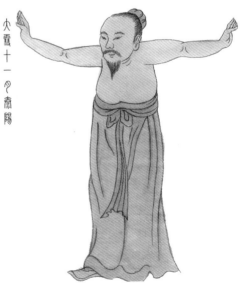

（一）图谱原文

大雪十一月节，运主太阳终气，时配足少阴肾君火。

每日子、丑时，起身仰膝，两手左右托，两足左右踏，各五七次。叩齿、吐纳、咽液。

治病：除脚膝风湿，口热，舌干，咽肿，黄疸，饥不欲食，咳血，多恐。

（二）白话语译

大雪：为十一月节气，其主气为太阳终气，与人体属君火的足少阴肾经相匹配。

导引：每日23：00-03：00，起身屈膝，两手左右推，两足左右踏，各五七次。叩齿、吐纳、吞津。

治病：祛除脚膝风湿，口热、舌干，咽喉肿痛，黄疸，饥不欲食，咳血，容易恐惧等症。

（三）重点词解

1. 起身仰膝

身体起立，两腿微屈，膝盖向上。仰膝：仰，向上。在此意为膝关节向上。

2. 除脚膝风湿

经常习练大雪节气导引术——活步通臂式，可以有效促进手臂、手掌以及腰腿部的气血循环，从而提高心肺及肾的功能，大大提高人体的免疫力与体质，尤其对于预防与治疗腿、膝部的风湿，以及改善全身风湿性疾病症状有很好的疗效。

3. 黄疸

亦作"黄瘅"，中医病名。病人的皮肤、黏膜和眼睛巩膜都呈现黄色的症状，又称黄病。《素问·平人气象论》："目黄者曰黄疸"；《东观汉记·世祖光武皇帝》："二十年六月，上风眴黄瘅病发甚。"

4. 咳血

呼吸道出血由咳嗽咯出。痰血相杂、痰中带血丝或纯血无痰，为肺结核、支气管扩张、肺脓肿、肺癌等疾病的症状之一。从中医学角度，认为多因风热伤肺、肝火犯肺、肺阴亏损等所致。

（四）足少阴肾经

大雪、冬至两个节气的导引术及其主治病症，在人体经脉方面主要与足少阴肾经相应，故了解足少阴肾经的经脉循行与主要病症，有利于更好地学习与理解这两个节气导引术，尤其是图谱原文中的相关内容。

1. 经脉循行

《灵枢·经脉》原文：肾足少阴之脉，起于小趾之下，邪走足心，出于然谷之下，循内踝之后，别入跟中，以上踹内，出腘内廉，上股内后廉，贯脊，属肾，络膀胱。其直者，从肾上贯肝、膈，入肺中，循喉咙，挟舌本。其支者，从肺出，络心，注胸中。

《灵枢·经脉》语译：足少阴肾经，起始于小脚趾下，斜向脚掌心（涌泉穴），出于舟骨粗隆下（然谷穴、照海穴、水泉穴），沿内踝之后（太溪穴），分支进入脚跟中（大钟穴），上向小腿内（复溜穴、交信穴；与足太阴及足厥阴会于三阴交穴），出腘窝内侧（筑宾穴、阴谷穴），上大腿内后侧，通过脊柱（与督脉会于长强穴），连接肾，包绕膀胱（肓俞穴、中注穴、四满穴、气穴穴、大赫穴、横骨穴；会于关元穴、中极穴）。其直行脉，从肾向上（商曲穴、石关穴、阴都穴、通谷穴、幽门穴），通过肝、膈，进入肺中（步廊穴、神封穴、灵墟穴、神藏穴、或中穴、俞府穴），沿着喉咙，夹舌根旁（通廉泉穴）。其支脉，从肺出来，络于心，流注于胸中。

2. 主要病症

《灵枢·经脉》原文：肾足少阴之脉……是动则病饥不欲食，面如漆柴，咳唾则有血，喝喝而喘，坐而欲起，目𥉉𥉉如无所见，心如悬若饥状，气不足则善恐，心惕惕如人将捕之，是为骨厥。是主肾所生病者，口热，舌干，咽肿，上气，嗌干及痛，烦心，心痛，黄疸，肠澼，脊股内后廉痛，痿厥，嗜卧，足下热而痛。

《灵枢·经脉》语译：足少阴肾经……如果有了异常变动就表现为下列病症：饥饿而不想进食，面色黯黑像漆柴（炭），咳嗽痰唾带血，大声气喘，刚坐下就想起来，两目视物模糊不清，心如悬空而不安、有如饥饿之感，肾气虚则容易恐惧、心中怦怦跳动如被人追捕一般，还可发作为"骨"方面的深部的气血阻逆（如厥冷、麻木、酸痛等症）。能主治有关"肾"方面的病症，如口热、舌干燥，咽部发肿、气上逆，咽干而痛，心内烦扰，心前区痛，黄疸，腹泻，脊柱及大腿内侧后缘痛、萎软、厥冷，喜欢躺卧，脚心发热而痛。

足少阴肾经临床常见病症发病机理概述如下：

肾虽属阴，元阳所居，水中有火，为脾胃之母，阴动则阳衰，阳衰则脾困，故病饥不欲食。

面如漆柴者，指面色发黑如漆而瘦削如柴。因肾主水，水色黑，阴邪色见于面，故如漆；肾藏精，精衰则枯，故如柴。

阴精亏损，虚火妄腾，故咳唾有血。

肾虚，气不归元则喝喝而喘。

肾在志为恐，肾气怯，故惕惕如人将捕之。

足少阴肾经之脉循喉咙，挟舌本，其支者从肺出络心，故病则口热，舌干咽肿及烦心、心痛等症丛生。

足少阴肾经之脉，自足小趾斜趋足心，上腨出腘，上股内后廉，贯脊属肾，故病可见脊、股内后廉痛、痿厥及足下热而痛。

嗜卧者，为多阴少阳，精神匮乏的表现。

二十二、冬至十一月中坐功祛病图

二十四
节气
导引法

冬至升嘶降嘿式

冬至导引　心肾相交　面北而起　平坐直腰

张开十指　势成鹰爪　中指不动　其余护统

屈指内扣　继变虎爪　抓扣两膝　嘶气提高

两腿屈膝　胸前渐靠　收腹提肛　耳根上挑

拔伸脊柱　内外协调　转掌旋按　平伸腿脚

嘿字壮气　同步而啸　鹰虎在膝　体会精妙

三行其术　还原功了　先天后天　融气浩浩

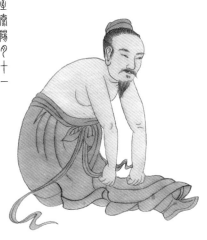

（一）图谱原文

冬至十一月中，运主太阳终气，时配足少阴肾君火。

每日子、丑时，平坐，伸两足，拳两手，按两膝，左右极力，三五度。叩齿、吐纳、咽液。

治病：除手足经络寒湿，足痿，脊、股、胸、腹、胁下痛，嗜卧，便难，咳嗽，腰冷。

（二）白话语译

冬至：为十一月中气，其主气为太阳终气，与人体属君火的足少阴肾经相匹配。

导引：每日 23：00-03：00，平坐，平伸两足，双手握拳，抓按两膝，用力下按，三五次。叩齿、吐纳、吞津。

治病：祛除手足经络寒湿，足痿，脊背、股骨、胸腹、胁下疼痛，嗜睡，大便困难，咳嗽，腰冷等症。

（三）重点词解

1.除手足经络寒湿

冬至升嘶降嘿式中，两手运用鹰爪劲、虎爪劲，可以促进手三阴、手三阳经脉的运行，而屈膝、伸腿的练习，则有助于促进足三阴、足三阳经脉运行，同时再配合嘶字诀、嘿字诀的吐纳炼气口诀，可以有效促进体内气血的循环，并去除手、足经络的寒湿、积滞等。

2.足痿

病名。下肢痿软无力，行走困难。《素问·痿论》："阳明虚则宗筋纵，带脉不引，故足痿不用也。"

3.脊股胸腹胁下痛

此均为足少阴肾经循行部位的症状表现。

4. 嗜卧

嗜卧者，大多为阴多阳少、精神匮乏所致。

5. 腰冷

腰为肾之府，若肾阳不足，则腰部常畏寒怕冷。

（四）足少阴肾经

1. 经脉循行

请参见"大雪十一月节坐功祛病图"的相关论述。

2. 主要病症

请参见"大雪十一月节坐功祛病图"的相关论述。

二十四节气导引法

小寒只手擎天式

小寒时节　助阳而炼　面向东北　盘坐为先

伸臂划弧　掌揿腰间　右掌左穿　略高于肩

身随左转　脊柱拔旋　中指引领　余处随焉

右臂上举　只手擎天　左掌按地　覆于腿前

目视右掌　两臂相牵　右降左随　捧掌腹前

侧伸两臂　下落还原　手按两膝　呼吸自然

反向修习　其法如前　三周其复　功满行圆

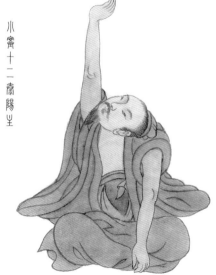

（一）图谱原文

小寒十二月节，运主太阳终气，时配足太阴脾湿土。

每日子、丑时，正坐，一手按足，一手上托，挽首，互换，极力，三五度。吐纳、叩齿、漱咽。

治病：除荣卫气蕴，食即呕，胃脘痛，腹胀，饮发中满，食减，善噫，溏泄，注下。

（二）白话语译

小寒：为十二月节气，其主气为太阳终气，与人体属湿土的足太阴脾经相匹配。

导引：每日23：00-03：00，正坐，一手按足，一手上托，转头向上、牵引头部，左右互换练习，用力对拔拉伸，三五次，吐纳、叩齿、漱口吞津。

治病：祛除荣卫气郁不畅，食入即呕，胃脘疼痛，腹脘胀满，饮后满胀，食欲减退、经常嗳气，腹泻如水等症。

（三）重点词解

1. 极力
即用最大的力量。

2. 除荣卫气蕴
荣卫气，中医名词，为人体营气、卫气的合称。

荣气，即营气，为水谷化生营运于脉中的精微物质。《素问·逆调论》："荣气虚则不仁，卫气虚则不用，荣卫俱虚，则不仁且不用，肉如故也"；《素问·痹论》："荣者，水谷之精气也。和调于五脏，洒陈于六腑，乃能入于脉也。故循脉上下，贯五脏，络六腑也。"

卫气，指防卫、免疫体系，以及消除外来或机体内产生的各种异物的功能，包含了现代医学中的免疫系统功能。《素问·痹论》："卫者，水谷之悍气也，其气慓疾滑利，不能入于脉也，故循皮肤之中，分肉之间，熏于肓膜，散于胸腹"；《灵枢·本藏》："卫气者，所以温分肉、充皮肤、肥腠理、司开合者也，……卫气和则分肉解利，皮肤调柔，腠理致密矣。"

长期习练小寒节气的导引术——只手擎天式，可以祛除荣卫二气积留不畅。

3. 饮发中满

病症名，因水液停滞所致的脘腹胀满，所以饮水则发作或加重。

4. 善噫

经常打嗝。噫（ài），人饱食或积食后，从口中排出气体并发出声音。《礼记·内则》："在父母舅姑之所……升降、出入、揖遊不敢哕、噫、嚏、咳、欠、伸、跛、倚、睇视，不敢唾、洟。"孙希旦集解："噫，饱食气。"《医宗金鉴·订正仲景全书金匮要略注》："三焦竭部，上焦竭，善噫，何谓也？"集注引程林曰："上焦胃上口也，中焦脾也，脾善噫，脾不和，则食息迫逆于胃口而为噫也。"

5. 溏泄

亦作"溏洩"，轻度腹泻。《素问·气变交大论》："病反腹满，肠鸣溏泄，食不化，渴而妄冒，神门绝者，死不治"；宋沈括《梦溪笔谈·补笔谈》："予按〈神农〉本经枳实条内称'主大风在皮肤中如麻豆苦痒，除寒热结，止痢，长肌肉，利五脏，益气轻身，安胃气，止溏泄，明目'，尽是枳壳之功，皆当摘入枳壳条。"

6. 注下

即水泻，病名。大便泄下如水下注之状，出自《素问·气交变大论》，又称注泄、泄注。《圣济总录》卷七十四："脾胃怯弱，水谷不分，湿饮留滞，水走肠间，禁锢不能，故令人腹胀下利，有如注水之状，谓之注泄，世名水泻。"

（四）足太阴脾经

小寒、大寒两个节气的导引术及其主治病症，在人体经脉方面主要与足太阴脾经相应，故了解足太阴脾经的经脉循行与主要病症，有利于更好地学习与理解这两个节气导引术，尤其是图谱原文中的相关内容。

1. 经脉循行

《灵枢·经脉》原文：脾足太阴之脉，起于大趾之端，循趾内侧白肉际，过核骨后，上内踝前廉，上腨内，循胫骨后，交出厥阴之前，上膝股内前廉，入腹，属脾，络胃，上膈，挟咽，连舌本，散舌下。其支者，复从胃，别上膈，注心中……脾之大络，名曰大包，出渊腋下三寸，布胸胁。

《灵枢·经脉》语译：足太阴脾经，起始于大趾末端（隐白穴），沿大趾内侧赤白肉际（大都穴），经第一跖骨骨小头后（太白穴、公孙穴），上向内踝前缘（商丘穴），上小腿内侧，沿胫骨后（三阴交穴、漏谷穴），与足厥阴肝经交会再行其前（地机穴、阴陵泉穴），上膝股内侧前缘（血海穴、箕门穴），进入腹部（冲门穴、府舍穴、腹结穴、大横穴；与任脉会于中极穴、关元穴），连接脾，包绕胃（腹哀穴；与任脉会于下脘穴、日月穴会足少阳、期门穴会足厥阴），通过膈肌，夹食管旁（食窦穴、天溪穴、胸乡穴、周荣穴；络大包穴；会于中府穴），连舌根，散布舌下。其支脉：从胃部分出，向上过膈肌，流注心中……脾的大络，名为大包，从渊腋穴下三寸出于体表，散布于胸胁。

2. 主要病症

《灵枢·经脉》原文：脾足太阴之脉……是动则病舌本强，食则呕，胃脘痛，腹胀，善噫，得后与气则快然如衰，身体皆重。是主脾所生病者，舌本痛，体不能动摇，食不下，烦心，心下急痛，溏瘕泄，水闭，黄疸，不能卧，强立，股膝内肿、厥，足大趾不用。

《灵枢·经脉》语译：足太阴脾经……如果有了异常变动就表现为下列病症：舌根部僵硬，进食即呕吐，胃脘痛，腹胀，多嗳气，排大便或排气后即感到轻松，全身沉重无力。主治有关"脾"方面的病症，舌根部痛，身体不能活动，吃不下，心烦，心下剧烈疼痛，腹有痞块而大便溏泄，或小便不通，黄疸，不能安睡，勉强站立，大腿和小腿内侧肿、厥冷，足大趾活动不利。

足太阴脾经临床常见病症发病机理概述如下：

足太阴脾经的经脉连于舌本，故病则舌强。

脾病气机失运故呕。

脾脉入腹，属脾络胃，故为痛为胀。

阴盛而上走于阳明，故气滞而为噫。

得后与气则快然如衰者，为脾气得以输转而气得通，故矢气后腹胀、善噫等得以衰减。

脾主湿土，脾湿内困，故身体皆重。

足太阴脾经的支脉，上膈注心中，故为烦心、心下急痛。

脾寒则为溏泻，脾滞则为癥瘕。

脾病不能制水，则为泄，为水闭、为黄疸、为不能卧；脾脉起于足拇趾，上行膝股内廉，故见股膝内肿厥及大趾不用诸病。

二十四、大寒十二月中坐功祛病图

二十四
节气
导引法

大寒单腿地支式

大寒之功　其术为奇　东北而起　跪坐如仪

百会上顶　渐变跪立　右移重心　左脚踏地

身躯后仰　双掌按地　提膝抬腿　左脚前踢

力匀足尖　翘剪略息　屈膝收腿　至于胸齐

伸膝伸腿　足踵用力　屈伸之间　反复修习

还收左腿　下落踏地　前移重心　双手缓起

左腿取回　直身跪立　反向施为　三复为宜

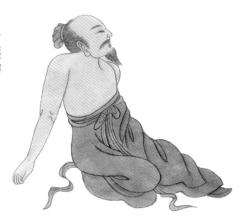

（一）图谱原文

大寒十二月中，运主厥阴初气，时配足太阴脾湿土。

每日子、丑时，两手向后，踞床跪坐，一足直伸，一足用力，左右各三五度。叩齿、漱咽、吐纳。

治病：除经络蕴积诸气，舌强作难动摇，或不能卧，腹胀，肠鸣，飧泄，足不收行，九窍不通。

（二）白话语译

大寒：为十二月中气，其主气为厥阴初气，与人体属于湿土的足太阴脾经相匹配。

导引：每日 23：00-03：00，双手向后按下，一腿跪坐在床上，一腿伸直，一脚用力，左右各做三五次。叩齿、漱口吞津、吐纳。

治病：祛除经络中蕴积的各种邪气，舌头僵硬活动不灵，不能躺卧，腹胀，肠鸣，大便泄泻清稀，脚不能屈伸行走，九窍不通。

（三）重点词解

1. 除经络蕴积诸气

经常习练大寒的节气导引术——单腿地支式，可以祛除腿、足部经络，尤其是足太阴脾经、足少阴肾经的气滞、蕴积等。

2. 踞床跪坐

跪坐在床上，踞（jù），蹲、坐。汉王延寿《王孙赋》："踽菟蹲而狗踞，声历鹿而喔咿"；《左传·襄公二十四年》："皆踞转而鼓琴"，孔颖达疏："踞，谓坐其上也。"

3. 舌强作难动摇

舌强，病症名。舌体僵硬，活动不灵，舌体伸缩不利；见于外感热病热入心包，内伤杂病之中风症，亦可由热盛伤津或痰浊壅阻所致。《诸病源候论·风舌强不得语候》："今心脾二脏受风邪，故舌强不得语也。"

4. 飧泄

详见"立冬十月节坐功祛病图"。

5. 足不收行

足腿伸缩不利，行动不灵。

6. 九窍不通

"九窍"即指人体的两眼、两耳、两鼻孔、口、前阴尿道和后阴肛门。出自《庄子·齐物论》："百骸、九窍、六藏，赅而存焉，吾谁与为亲？"《素问·生气通天论》："本于阴阳天地之间，六合之内，其气九州、九窍、五脏十二节，皆通乎天气"；"阳不胜其阴，则五脏气争，九窍不通"（注：如果阳不胜阴，则五脏气血争斗，气血不调。气血争斗，有气血不调之意。）

（四）足太阴脾经

1. 经脉循行

请参见"小寒十一月节坐功祛病图"的相关论述。

2. 主要病症

请参见"小寒十一月节坐功祛病图"的相关论述。

祛病篇

一、心脏系统疾病的节气导引处方

中医理论认为，心对于生命而言，就像一个国家的皇帝那么重要，总管着人的精神、意识与思维活动。故《素问·灵兰秘典论》说："心者，君主之官也，神明出焉。"

心脏系统的主要生理功能是主血脉与主神志，这是心气、心血、心阴、心阳协同作用的结果，心脏系统的所有病变均有或多或少的血脉运行异常和精神情志改变等病理表现。因此，心的气血、阴阳失调是心脏系统疾病的内在基础。

心脏系统疾病的常见症状有心悸怔忡、心脏抽痛、心烦、失眠多梦、健忘、喜笑不休、谵语发狂或痴呆、表情淡漠、昏迷、心前区憋闷疼痛、唇色及爪甲紫暗、面色苍白无华、脉结代等。据其发病的病因、病机，分类概述如下：

1. 心气虚、心阳虚

心气虚　是指心脏系统的功能不足，气行无力、血行迟滞所表现出的一系列症状。临床常表现为心悸怔忡，胸闷气短，活动后加重，神疲乏力，自汗或动则汗出，面色㿠白等。

心阳虚　是心气虚的进一步表现，临床在常见心气虚症状的基础上，兼见形寒肢冷，气息短促，心前痛等。

2. 心血虚、心阴虚

心血虚　是指由于心血不足不能濡养心脏系统而出现的一系列症状。临床常表现为心悸怔忡，失眠多梦，头目昏眩，健忘，面色淡白无华，唇舌色淡等。

心阴虚　是心血虚的进一步表现，临床在常见心血虚症状的基础上，兼见五心烦热，潮热盗汗，两颧发红，以及舌红少津等。

3. 心气盛、心阳亢

心气盛　是指心脏系统的功能太过旺盛。中医理论认为"气有余则化火"，所以临床上常说的"心火"实际上就是指过盛的心气，心气过盛也常被称为心火上炎、心火亢盛等。其症状主要表现为：口舌生疮，心中烦热，失眠，口渴，面赤，小便短赤，大便干燥，舌红，脉数等。

心阳亢　是心气盛的进一步表现，除上述心气盛的症状外，还兼见狂躁，谵语，肌肤疮疡、红肿热痛，吐血、衄血等。

4. 心脉痹阻（气滞血瘀、痰火扰心）

心脉痹阻，是指心脏脉络闭阻不通所引致的一系列症状，如心悸怔忡，心胸憋闷疼痛，痛引肩背及臂内侧，时作时止等。导致心脉痹阻的因素较多，临床常见证型概述如下：

瘀血内阻　症见心痛胸闷，痛如针刺，舌紫暗或见紫斑、紫点，脉细涩。

气机郁滞　症见胸痛胸闷，胀痛特甚，发作常与精神因素有关，舌淡红，苔薄白，脉弦。

痰浊停聚　症见闷痛特甚，体胖痰多，身重困倦，舌苔白腻，脉沉滑。

阴寒凝滞　症见疼痛突发且剧烈，得温痛减，畏寒肢冷，舌淡苔白，脉沉迟或紧。

本证由以上某一种因素引发者虽属多见，但在临床实践中，有两种以上因素夹杂出现而引发疾病者更为多见，如气滞血瘀、气郁痰凝、气滞血瘀痰阻、寒凝气滞血瘀等，故需参考前述各项仔细辨证。

5. 热扰心神

热扰心神，是指由于热邪扰乱心神所致的一系列症状，如失眠，心烦，狂躁，甚至言语错乱，哭笑无常，打人毁物，神志狂乱等。热邪或因精神刺激、思虑郁怒、气郁化火所致；或因痰湿内阻、瘀久化热而成；或由外感热邪所为。

6. 痰迷心窍

痰迷心窍，是指由于痰浊阻遏心窍而引发的心神及意识障碍等一系列症状，又称痰阻心窍、痰蒙心窍。症见面色晦滞，脘闷作恶，意识模糊，语言不清，喉有痰声，甚则昏不知人，舌苔白腻，脉滑；或精神抑郁，神情淡漠，神志痴呆，喃喃自语，举止失常；或猝然昏倒，不省人事，喉中痰鸣，口吐痰涎，手足抽搐，两目上视，口中如猪羊叫声。本证多因湿浊瘀久化痰，或情志不遂、郁久化痰所致，常见于癫痫或其他慢性病的危重阶段。

根据中医学的理论，心作为"君主之官"，"其脏坚固，邪不能客"。

心一旦真的生了病，大多属于难治之症。但如果能够辨证清晰，再配合适宜的医药疗法以及食饵疗法、导引疗法，必可大大提高疗效。

对于心脏系统病症，导引疗法具有行气活血、化痰除瘀、宁心安神等功效。在二十四节气导引法中，可以选练第三式惊蛰握固炼气式、第五式清明开弓射箭式、第六式谷雨托掌须弥式、第八式小满单臂托举式、第九式芒种掌托天门式、第十式夏至手足争力式、第十二式大暑踞地虎视式、第十三式立秋缩身拱背式、第二十式小雪蛇行蛹动式、第二十一式大雪活步通臂式、第二十二式冬至升嘶降嘿式等。

此外，还可以配合练习峨眉心脏小炼形、脾脏小炼形、肾脏小炼形，以及六字诀、八段锦，峨眉哈气放松功、伸展功，归一清静法等。

二、肝脏系统疾病的节气导引处方

中医理论认为，肝对于生命而言，就像是一位统率千军万马的将军，负责计划部署、指挥调配、发号施令。故《素问·灵兰秘典论》说："肝者，将军之官，谋虑出焉。"

肝脏系统的生理功能主要有两个：一是主疏泄，其中包括调畅气机、调畅情志与促进脾胃的运化。中医学中常说肝气主升而喜条达，正是对肝主疏泄功能的具体描述。二是主藏血，其中包括贮藏血液与调节血量两个方面。中医理论认为，当人体活动剧烈或情绪激动时，肝脏就把它所贮藏的血液向全身输布，以供机体的需要；当人在安静休息及情绪稳定时，由于全身活动量减少，机体外周各部的血液需求也随之减少，所以部分血液便又回到肝脏之中。如《素问·五脏生成篇》说："故人卧血归于肝"，王冰注释说："肝藏血，心行之，人动则血运于诸经，人静则血归于肝藏。"

可见，肝主疏泄，主要是指肝气以动为用，为阳；肝主藏血，主要是指肝血以静为用，为阴，故常说肝为厥阴，而与少阳互为表里配属。厥阴者，阴中之至阴，其几近于阳，故肝为半阴半阳之脏也。也由此可知，肝气郁滞而不条达或肝气疏泄太过，以及肝血不足，皆是导致肝脏系统疾病的内在原因。据临床肝脏系统疾病发病的病因、病机，分类概述如下：

1. 肝气郁结

肝气郁结，是指肝主疏泄的功能失常，导致气机郁结。肝气以升发、条达为主，若稍有不及则易导致肝气郁结，故此证在临床上极为常见。其症状常表现为胸胁满闷或窜痛，喜太息，女性可见乳房胀痛、月经不调、痛经等，并常伴有精神抑郁、情志不畅或烦躁易怒等。

2. 肝火上炎、肝阳上亢

肝火上炎　是指因肝气升发太过而引起的一系列症状，如头晕胀痛，面红目赤，口苦口干，或恶梦纷纭，胁肋灼痛，耳鸣如潮，便秘尿黄等。肝气升发太过，多因肝郁气滞、郁久化火而致肝火上冲；或因暴怒而使肝气暴胀所致；或因情志所伤，五志过极化火，心火亢盛，引动肝火所致。

肝阳上亢　是指肝的阳气升发太过，甚至到了亢进的程度而引发的一系列症状，是肝火上炎的进一步表现。临床上除肝火上炎的一系列症状之外，还常兼见眩晕、耳鸣，甚则突然耳聋失听，急躁暴怒，不眠，吐血，衄血等。由于肝阴虚而导致的肝阳上亢之症，系肝气、肝阳相对亢进，实属虚证，故列入"肝阴虚"一条进行论述。

3. 肝血虚、肝阴虚

肝血虚　是指因肝内所藏血量不足，或肝"调节血量"的功能减弱而引发的一系列症状，如头晕，眼花，两目干涩、视物模糊不清，肢体麻木，关节屈伸不利，面色苍白无华，爪甲失养而干枯脆薄，女性月经色淡量少等。导致肝血虚的原因，大多为脾肾亏虚，气血生化之源不足，或慢性病、久病耗伤肝血、失血过多等导致。

肝阴虚　是指肝的阴液亏虚，阴不制阳、虚热内生而导致的一系列症状，是肝血虚的进一步表现。临床上除肝血虚的一系列症状之外，还常兼见耳鸣，心烦易怒，失眠多梦，颧红唇赤，口燥咽干，五心烦热，潮热盗汗等。

总结归纳防治肝系统病症之法，一为调畅气机，二为滋阴养血。在中医导引疗法中，动功可通经行气、调畅气机，静功可宁心安神、养血滋阴。在二十四节气导引法中，可以选练第一式立春叠掌按髀式、第二式雨水昂头望月式、第三式惊蛰握固炼气式、第四式春分排山推掌式、第五式清明开弓射箭式、第六式谷雨托掌须弥式、第十五式白露正身旋脊式、第十六式秋分掩耳侧倾式、第十七式寒露托掌观天式、第十八式霜降两手攀足式等。

此外，还可以配合练习峨眉肝脏小炼形、肾脏小炼形，六字诀，峨眉归一清静法、虎步功、伸展功等。

三、脾脏系统疾病的节气导引处方

中医理论认为，脾是人体中一个重要的枢纽，从人体气血的生化，到饮食营养的吸收和向全身各部的运化输布，以及心与肾、肝与肺之间的功能调节，都与脾有着紧密的联系。对于人体而言，脾就像连接"皇帝"与"百姓"之间的一座桥梁与纽带，起到了上通下达、沟通、反馈与监督等作用，所以《素问·刺法论》说"脾为谏议之官，知周出焉"。

丹道医学及导引学尤其重视脾脏系统的功能，在传统的五行学说及气化论中，都把脾作为先天土脏及后天生化之母，具有主意识而产生"谏议"的作用。所以特别强调对"脾土"的练习，如传统功法中"龙争虎斗战于玄黄之野""婴儿诧女调于帷幕之中"等"三五归一"的内炼之法等均属之。另外，脾在道家内炼法中，又被称为"黄婆"，以显其媒妁之用，尤其是对于心与肾、肝与肺之间的调节作用。所以，如果脾脏有病，自然会影响其余四脏的功能；相反，若脾脏功能健旺，则四脏不调而自调。

脾脏系统的主要生理功能，一是主运化，包括运化水谷和运化水液两个方面；二是主升清，就是负责将水谷运化所得的"清气"向上输布到心、肺，然后再将经过心、肺作用之后的血、气运送到全身各部；三是主统血，就是负责统摄血液在脉中流行，防止溢出脉外。

脾脏系统疾病的常见症状有：腹满，腹胀，腹痛，食少，便溏，四肢倦怠，黄疸，浮肿，出血，内脏下垂，脱肛，崩漏，紫癜等。据临床发病的病因、病机分类概述如下：

1. 脾气虚、脾阳虚

脾气虚　是指脾气虚弱或不足，使脾脏系统的功能活动低下所表现的一系列症状。临床常表现为食欲不振，食入即饱，食后脘腹胀满，食不知味，甚至不思饮食，大便溏薄，肢体倦怠，少气懒言，面色萎黄或㿠白等。

脾阳虚　是脾气虚的进一步表现，临床常见畏寒肢冷，脘腹冷痛而喜温喜按，大便清稀甚或完谷不化，或周身浮肿、小便不利等。

2. 脾虚湿盛

脾虚湿盛，是指由于脾气虚弱，脾的运化水液的功能低下，因而出现的一系列症状，如胃脘痞闷或隐痛，不思饮食，恶心呕逆，口中黏腻，身体困重或浮肿，妇女白带增多等。

3. 脾不升清

脾不升清，也称中气下陷，是指由于脾气虚弱，脾主升清的功能低下，因而出现的一系列症状，如倦怠无力，语声低怯，脘腹重坠作胀、食后益甚，便意频数、肛门重坠，或久痢不止，甚或脱肛，子宫下垂等。

4. 脾不统血

脾不统血，是指由于脾气虚弱，不能统摄血液在脉内运行，因而出现的一系列症状，如便血，尿血，牙龈出血，皮下出血，妇女月经过多，甚至崩漏等。

5. 湿邪困脾

湿邪困脾，是指由于长期饮食不节，过食生冷或者肥甘油腻，或淋雨涉水，居处潮湿等，造成湿邪内蕴、阻遏脾脏功能的一系列症状，如胃脘痞闷胀痛，食少便溏，恶心欲吐，头身困重，肢体浮肿等。根据湿邪兼寒、兼热性质的不同，又分为寒湿困脾、湿热蕴脾两种类型，临床需辨别清楚。

脾脏系统的功能失调，除了运用医药疗法之外，如配合运用饮食疗法及导引疗法，往往能够收到事半功倍的效果。二十四节气导引法中，可以习练第三式惊蛰握固炼气式、第五式清明开弓射箭式、第六式谷雨托掌须弥式、第八式小满单臂托举式、第九式芒种掌托天门式、第十一式小暑翘足舒筋式、第十二式大暑踞地虎视式、第十三式立秋缩身拱背式、第十六式秋分掩耳侧倾式、第十八式霜降两手攀足式、第二十二式冬至升嘶降嘿式等。

此外，还可配合练习峨眉脾脏小炼形、叫化功，峨眉云字庄以及六字诀、八段锦，峨眉伸展功等。

四、肺脏系统疾病的节气导引处方

中医理论认为，肺对于生命而言，就像是一个国家的宰相，总管着人的呼吸以及全身之气，上助"君主之官"心，下治其他脏腑"诸官"，起着承上启下、上承下达、节制均衡、调控全身的重要作用。故《素问·灵兰秘典论》说："肺者，相傅之官，治节出焉。"

肺脏系统的主要生理功能，一是主呼吸，即吸入自然界的清气，呼出体内的浊气，实现人体内外气体的交换，是维持人体新陈代谢及生命的重要生理活动；二是主气，即主管人的一身之气，肺不仅参与全身气的生成，也负责全身各部气的运行；三是通调水道，对于全身水液的输布、运行以及排泄起着疏通与调节的作用；四是肺朝百脉，是指全身的血液都要通过经脉而会聚于肺，通过肺的呼吸进行气体交换之后，再输布到全身。

肺的呼吸功能，是人体与外界沟通的重要通道，所以导引练习非常重视呼吸方法，如顺呼吸、逆呼吸、体呼吸、胎呼吸、闭呼吸以及提肛倒气之法，夺天地之气、炼先后二天之气等，皆不离肺之作用，故曰："得呼吸之妙者，自知天人一气相通之理，且通身气脉通畅、毒病难侵。"此外，由于肺的呼吸功能可以直接影响人体全身气、血的运行，若其发生异常，必然影响气血灌溉全身，健康也会因此受损。

按照中医的子午流注理论，全身的气脉流注是从肺脏开始，每天寅时（早晨3~5时）阳开之际领先运行，逐时流注，直至丑时（凌晨1~3时）到肝脏为止，如此周而复始，循环不已。因此，在平时即应该注重对肺的练习与保养，而不是等肺生病了之后才去锻炼。

临床上，肺脏系统疾病的常见症状主要有：咳嗽，气短，哮喘，胸闷疼痛，咯痰，声哑失音，咳血，痰中带血，自汗等。据常见的发病病因、病机分类概述如下：

1. 肺气虚、肺阳虚

肺气虚　是由于肺脏系统的功能低下所表现出的一系列症状，如咳嗽气短、动则加剧，声音低怯，痰液清稀，畏风，自汗，容易感冒等。

肺阳虚　是肺气虚的进一步表现，主要是在肺气虚的基础上出现了畏寒、肢冷等症状。

2. 肺津亏、肺阴虚

肺津亏　即肺燥，是指由于肺的水液不足而表现出的一系列症状，如干咳，咽干，声音嘶哑，皮肤及毛发干燥，形体消瘦等。

肺阴虚　是肺津亏的进一步表现，主要是在肺津亏的基础上出现了午后潮热，五心烦热，颧红，盗汗等一系列虚热表现。

3. 外邪犯肺

肺脏的呼吸功能，是人体与外界沟通的重要通道，也因此使肺最容易受到外邪的侵犯和干扰，故所谓风、寒、暑、湿、燥、火"六淫"致病，都非常容易侵犯肺脏，临床上常见的有：

风寒犯肺　又称为风寒束肺，是指由于风寒外邪侵犯肺脏系统所出现的一系列症状，因"寒主收引"，使肺气向外宣发的功能受到限制，常见鼻塞，打喷嚏，流清涕，头痛，恶寒，发热，无汗等。

风热犯肺　又称为风热袭肺，是指由于风热外邪侵犯肺脏系统所出现的一系列症状，如恶风，发热，鼻塞，流黄涕，口干欲饮，咽喉肿痛等。

寒邪犯肺　又称为寒邪客肺，是指由于寒邪侵犯并内客于肺所致的一系列症状，如咳嗽，气喘，痰稀色白，形寒肢冷等。

热邪犯肺　又称为热邪壅肺，是指由于热邪侵犯并内壅于肺所致的一系列症状，如咳嗽，痰稠色黄，气喘息粗，壮热口渴，烦躁不安，甚则鼻翼煽动，衄血，咯血，或胸痛并咳吐脓血及腥臭痰，大便干燥，小便短赤等。

痰湿阻肺　是指由于痰湿阻滞肺脏系统所出现的一系列症状，主要表现为咳嗽，痰多，胸闷等，又有寒痰、热痰之分，需辨别清楚。

燥邪犯肺　是指由于燥邪侵犯肺脏系统，尤以干燥的秋季为甚；或因风热侵袭日久伤津，出现以肺津耗伤为主要临床表现的一系列症状，如干咳无痰，或痰少而黏、不易咳出，口鼻干燥，或胸痛咯血等。

对于肺脏系统疾病，导引、吐纳、炼气均有着事半功倍的卓越功效，可以有效提高肺脏系统的功能。在二十四节气导引法中，可以习练第一式立春叠掌按髀式、第二式雨水昂头望月式、第三式惊蛰握固炼气式、第四式春分排山推掌式、第五式清明开弓射箭式、第六式谷雨托掌须弥式、第九式芒种掌托天门式、第十三式立秋缩身拱背式、第十五式白露正身旋脊式、第十六式秋分掩耳侧倾式、第十七式寒露托掌观天式、第十八式霜降两手攀足式、第二十一式大雪活步通臂式、第二十二式冬至升嘶降嘿式等。

此外，还可以配合练习峨眉肺脏小炼形，六字诀、八段锦，峨眉天字庄、云字庄，少林达摩易筋经等。

五、肾脏系统疾病的节气导引处方

中医理论认为，来自父母的"先天精气"是人体生命活动的原动力，故又称之为元精、元气，它储藏于人体的肾脏系统之中，主管着生命的生长、发育与生殖，所以把肾脏系统称为人体的先天之本、生命之源，同时也是人体脏腑阴阳之本。肾主骨、生髓，肾强则骨骼强壮；肾主藏精与生殖，且脑为"髓之海"而主智慧，故《素问·灵兰秘典论》说"肾者，作强之官，伎巧出焉"。

导引学则更进一步认为，肾为人生死之府庐，守之则存、用之则竭，故为练功、养生之要也。道书中有："肾居于北方壬水之宫，在八卦中属于坎，现阴中有阳之象，主司精、气，而左肾主精，为真水之源，化津液而分离败水；右肾主气，为相火之源，化肝而起风雷之用。故两肾的作用为火居于水，此方为水中之真阳。"

肾脏系统的主要生理功能，一是主藏精，既藏有来自父母的先天之精，也藏有后天的生殖之精，所以肾脏系统主管着人体的生长、发育与生殖；二是主水液，主管着人体内水液的生成、输布、排泄，以及维持人体内的水液代谢平衡，故《素问·逆调论》称"肾者，水脏，主津液"。

肾脏系统疾病的常见症状主要有：阳痿，滑精，早泄，腰冷酸痛，下肢痿软，耳鸣、耳聋，健忘，水肿，尿频，尿不利，尿闭，遗尿等。据临床发病的主要病因、病机分类概述如下：

1. 肾气虚　肾阳虚

肾气虚　是指由于肾气虚弱导致肾脏系统功能低下而出现的一系列症状，如听力减退，耳鸣，头晕，腰膝酸软，夜间多尿等。若因肾气亏虚，导致肾脏固摄无力，进而引起膀胱失约、精关不固的一系列症状，又称之为"肾气不固"，主要表现为小便频数、夜间尤甚，尿后余沥不尽，甚或失禁，男子滑精、早泄，女子带下清稀或胎动易滑等。若因肾气亏虚，导致肾不能收敛、气不能归元而出现一系列症状，又称之为"肾不纳气"，主要表现为久病咳喘，呼多吸少，气不得续，动则喘甚，唯以吸气为快等。

肾阳虚　是肾气虚的进一步表现，一般是在肾气虚的基础上出现了

"寒"的症状,如畏寒,肢冷,腰膝酸软无力而怕冷,头目眩晕、精神萎靡,男子阳痿滑精,女子宫寒不孕,五更泄泻、完谷不化,全身尤其是腰部以下浮肿等。

2.肾精不足

肾精不足,是指由于肾精亏虚而出现的一系列症状,如头晕,耳鸣,不孕,不育,成人早衰、发脱、齿摇、足痿无力、精神呆钝,小儿发育迟缓、智力和动作迟钝、囟门迟闭、骨骼萎软等。

3.肾阴虚

肾阴虚,是指在肾精及肾津不足的基础上,进一步出现了"虚热"的症状,如五心烦热,潮热盗汗,失眠多梦,口干咽燥,男子阳强易举、遗精,女子少经、闭经或崩漏,小便黄,大便干,舌红少津等。

关于肾脏系统疾病的导引及练功方法,因肾脏本身具有水与火、阴与阳两种相反的特性,故需要辨证清晰、对证练功,不能含糊不清、盲目练习"补肾",以免南辕北辙、适得其反。对于肾脏系统的一般性疾病,若能坚持练功导引,对于增强肾脏系统功能,改善及消除一系列症状具有很好的效果。在二十四节气导引法中,可以习练第三式惊蛰握固炼气式、第五式清明开弓射箭式、第七式立夏足运太极式、第九式芒种掌托天门式、第十式夏至手足争力式、第十一式小暑翘足舒筋式、第十三式立秋缩身拱背式、第十四式处暑反捶背脊式、第十八式霜降两手攀足式、第二十一式大雪活步通臂式、第二十二式冬至升嘶降嘿式、第二十四式大寒单腿地支式等。

此外,对于肾脏系统的疾病,还可以配合练习肾脏小炼形、虎步功、六字诀、站桩功、搓腰眼,以及峨眉小字庄、少林易筋经、八段锦等。

六、颈椎病的节气导引处方

颈椎病,现代医学病名,又称为颈椎综合征,大多是由于颈椎增生、椎间隙狭窄等原因导致压迫或刺激颈神经根、颈部脊髓、椎动脉或交感神经而引起的。轻者头、颈、肩、臂、指等部位出现发凉、沉重、疼痛、麻木等,重者可致肢体出现酸软无力、头晕、恶心、心慌,甚至呕吐、大小便失禁、昏厥、瘫痪等症状。从中医角度讲,颈项是连接头部与躯干的唯一通道，也是人体经络及气血输送到头部的"咽喉要路"，气血瘀滞常发生在这个部位。

颈椎病是临床上常见的一种病症，严重影响患者的工作及生活。颈椎病的治疗，目前大多采用非手术疗法，其中导引疗法、推拿疗法是最安全有效的。素有古代运动疗法之称的中医导引，有利于增大椎间隙，缓解和改善对颈神经根、椎动脉、交感神经的压迫和刺激，促进颈项部的气血流通，可有效防治颈椎病及其并发的一系列综合征。

经多年教学及临床实践，二十四节气导引法中的以下各式，对于防治颈椎病及改善症状有较好的疗效，包括第一式立春叠掌按髀式、第二式雨水昂头望月式、第三式惊蛰握固炼气式、第四式春分排山推掌式、第五式清明开弓射箭式、第六式谷雨托掌须弥式、第十三式立秋缩身拱背式、第十五式白露正身旋脊式、第十九式立冬挽肘侧推式等。

此外，还可以配合练习峨眉伸展功中的颈项式、肩肘式、腕指式，若再辅以适当的推拿及内服、外敷的中药，则疗效更佳。

七、肩周炎的节气导引处方

肩关节周围炎，简称肩周炎，现代医学病名，为肩关节周围软组织发生慢性的非细菌性炎症，是一种退行性病变，以致肩关节功能受到不同程度的影响。肩周炎是临床上比较常见的一种病症，好发年龄在 50 岁左右，女性发病率稍高于男性，多见于肩关节长期劳损者，会严重影响肩关节的功能活动。

从中医学的角度来看，肩周炎属于中医学中肩痹、漏肩风、五十肩、冻凝肩的范畴，其发病机理及临床常见的证候、证型概述如下：

1. 气血亏虚

年老体弱或过度劳累而导致气血亏虚，致筋失所养，故而发生筋挛、疼痛、抽搐、功能障碍等。中医理论认为，女子每七年为一个周期，男子每八年为一个周期，50 岁左右时，正当女子七个七年、男子六个八年之期，身体开始衰老、气血出现亏虚，所以成为本病的多发时期，故有"五十肩"之称。其特征是发病缓慢，肩部隐痛，举臂、穿衣、梳头时疼痛加剧或活动受限，治宜养血益气。

2. 外感风寒湿邪

由于久居湿地、风雨露宿、夜寐露肩当风等，使风、寒、湿邪侵入筋肉、血脉，导致血脉凝滞、筋肉拘挛疼痛、肩关节活动受限等。其特征是发病较急，疼痛比较明显或剧烈。

3. 筋骨外伤

由于跌扑闪挫等外伤，致使筋骨受损，气血、经脉瘀阻不通，不通则痛。久而久之，局部筋脉失养、拘急不用。

临床上，除了运用中医中药、针灸、推拿等进行辨证治疗外，导引也有着卓越而不可取代的疗效，并且具有简便易行、安全有效等特点。舒筋骨、通经络、行气血，有效改善局部血液循环，促进渗出物的快速吸收，松解粘连、滑利关节，使关节功能得到恢复。二十四节气导引法中，推荐习练以下各式：第一式立春叠掌按髀式、第二式雨水昂头望月式、第三式惊蛰握固炼气式、第四式春分排山推掌式、第五式清明开弓射箭式、第六式谷雨托掌须弥式、第八式小满单臂托举式、第九式芒种掌托天门式、第十九式立冬挽肘侧推式、第二十式小雪蛇行蛹动式、第二十一式大雪活步通臂式、第二十三式小寒只手擎天式等。

此外，还可配合练习峨眉肝脏小炼形、峨眉虎步功，以滋补肝肾、益气养血，以及峨眉伸展功的颈项式、肩肘式、腕指式、摇头摆尾式、胁肋式、双角式等。

八、胁痛的节气导引处方

胁痛是以一侧或两侧胁肋胀满疼痛为主要表现的一种病症。从中医学的角度来看，胁肋部主要属于五脏中的肝系统，如《灵枢·五邪》中说"邪在肝，则两胁中痛"，《素问·藏气法时论》说"肝病者，两胁下痛引少腹"，《素问·缪刺论》说"邪客于足少阳之络，令人胁痛不得息"。导致胁痛的原因有气滞、血瘀、血虚等，现将临床常见的几种证型概述如下：

1. 肝气郁结

胁肋以胀痛为主，走窜不定，遇抑郁、发怒等情志变化而加重，盖因肝气郁结、停滞胁肋，不通则痛，故而胁肋胀痛，治宜疏肝理气。

2. 肝胃不和

胁肋及脘腹胀满疼痛，常伴有嗳气、呃逆、嘈杂、吞酸、烦躁、易怒等症，多因肝郁气滞、气郁化火而横逆犯胃所致，治宜疏肝理气、和胃降逆。

3. 肝血亏虚

胁肋部隐隐灼痛，绵绵不休，常伴有头晕、耳鸣、两目干涩、心中烦热等症，盖因肝血亏虚、血虚不能滋养肝脏及肝经所致，治宜养血、柔肝。

4. 瘀血停滞

胁肋疼痛，痛如针刺且痛处固定不移，入夜加剧，胁肋或见肿块、瘀斑等，多因胁肋部有血瘀所致，治宜活血化瘀、疏肝理气。

以动作练习为主的中医导引疗法，其主要的作用就是舒筋活络、运行气血，所以对胁痛具有很好的疗效。二十四节气导引法中，尤其推荐以下各式：第一式立春叠掌按髀式、第二式雨水昂头望月式、第三式惊蛰握固炼气式、第四式春分排山推掌式、第五式清明开弓射箭式、第六式谷雨托掌须弥式、第九式芒种掌托天门式、第十三式立秋缩身拱背式、第十六式秋分掩耳侧倾式等。

此外，还可配合练习峨眉伸展功中的颈项式、肩肘式、摇头摆尾式、旋腰式、胁肋式，以及肝脏小炼形、六字诀的嘘字诀等。

九、腰痛的节气导引处方

腰痛是以腰部疼痛为主的一种病症。中医理论认为"腰为肾之府"，系肾之外候，故腰痛多与肾有着密切的关系。《古今图书集成·艺术典·医部汇考》说"腰脊者，身之大关节也，故机关不利而腰不可以转行"，故练功者常说"腰者，一身之要也"。腰痛可由多种不同原因引起，现代医学的肾脏病、风湿病、类风湿病、腰部肌肉骨骼劳损及外伤所引发的腰痛之症，以及腰椎间盘突出、退行性脊柱炎、坐骨神经痛等，亦可参考使用。

1. 肾虚腰痛

腰痛以酸痛、酸困为主，且喜揉、喜按，并常反复发作、迁延难愈，多伴有腰膝酸软无力等症，临床多以年老体弱者多见，治宜补肾壮腰。现代医学中以腰骶部肌肉、筋膜等软组织慢性损伤为主的"腰肌劳损"，大多属于此类腰痛。

2. 风湿腰痛

腰部冷痛，转侧不利，遇阴雨天疼痛加剧。此证有如《金匮要略·五脏风寒积聚病》所载之"肾著"之病，"其人身体重，腰中冷，如坐水中……腰以下冷痛，腹重如带五千钱"。现代医学的各类退行性脊柱炎、腰椎间盘突出症等大多属于此类腰痛，治宜温经通络、驱寒除湿。

3. 瘀血腰痛

腰痛剧烈，痛如针刺，痛处固定，拒按，甚则不能俯仰、转侧，大多由外伤或外伤史引发，治宜活血化瘀、行气止痛。

二十四节气导引法中推荐选练以下导引：第七式立夏足运太极式、第九式芒种掌托天门式、第十二式大暑踞地虎视式、第十三式立秋缩身拱背式、第十四式处暑反捶背脊式、第十五式白露正身旋脊式、第十六式秋分掩耳侧倾式、第十七式寒露托掌观天式、第十八式霜降两手攀足式、第二十一式大雪活步通臂式、第二十二式冬至升嘶降嘿式、第二十四式大寒单腿地支式等。

此外，还可配合练习峨眉伸展功的旋腰式、胁肋式、双角式、展腿式、左顾右盼式，以及峨眉虎步功、肾脏小炼形，搓擦腰眼等。

十、类风湿关节炎的节气导引处方

类风湿关节炎，现代医学病名，表现为关节的持续炎症，重者可牵连身体其他器官，发病原因目前尚未完全明确，被归为自身免疫系统疾病。发病初期，常见对称性的四肢小关节僵硬、肿痛，病情逐渐加重则出现关节肿胀变形、功能受限甚至丧失，严重者可牵涉肺、心、神经系统、眼等其他部位的病变。患者以青壮年为多，女性患者多于男性。

类风湿关节炎属于中医"痹症"及"骨痹"的范畴。中医理论认为，痹症主要是因风、寒、湿、热等邪气闭阻经络，影响气血运行，导致筋骨、关节、肌肉等处发生疼痛、酸楚、重着、麻木，或关节僵硬、屈伸不利、肿大、变形等一系列症状的一种慢性疾病。根据临床症状及部位的不同，又有骨痹、筋痹、脉痹、肌痹、皮痹之分，如《素问·长刺节论》说"病在骨，骨重不可举，骨髓酸痛，寒气至，名曰骨痹"。此外，《素问·痹论》中说"风、寒、湿三气杂至，合而为痹也。其风气胜者为行痹，寒气胜者为痛痹，湿气胜者为着痹也"，故该病又可分为如下几类：

1. 行痹

又名风痹，此证多以风邪为主，夹杂寒、湿二邪留滞经脉、闭阻气血所致。因"风性善行而数变"，故疼痛多呈游走性，且痛无定处，故名行痹。

2. 痛痹

又名寒痹，此证多以寒邪为主，夹杂风、湿二邪留滞经脉、闭阻气血所致。因寒主收引，寒凝则气滞血瘀，不通则痛，故此证疼痛较为剧烈，痛有定处，且遇寒痛增，得热痛减。

3. 着痹

又名湿痹，此证多以湿邪为主，夹杂风、寒二邪留滞经脉、闭阻气血所致。因湿性黏腻、重着，又易使脾为湿所困，故此证多表现为肢体关节及肌肉酸楚、重着、肿胀、疼痛，以及肌肤麻木不仁、关节活动不利、阴雨天加重或发作等。

4. 热痹

此证多以热邪为主，夹杂风、湿二邪，或因久病而使寒、湿之邪郁久化热，导致风、湿、热邪壅滞经脉而闭阻气血。此证多见局部红、肿、热、痛，且痛不可触，得冷则舒，有时可见皮下结节或红斑，以及发热、口渴、烦躁等全身症状。

类风湿关节炎对于人体的损害及肢体的致残率很高，现代医学由于对其病因尚不明确，并无特别有效的根治方法。从中医学的角度而言，患者若能长期坚持导引疗法的自我习练和实践，可起到行气活血、疏通经脉的作用，从而缓解和改善症状。二十四节气导引法中，特别推荐以下几式：第三式惊蛰握固炼气式、第五式清明开弓射箭式、第七式立夏足运太极式、第九式芒种掌托天门式、第十一式小暑翘足舒筋式、第十二式大暑踞地虎视式、第十三式立秋缩身拱背式、第十四式处暑反捶背脊式、第二十式小雪蛇行蛹动式、第二十一式大雪活步通臂式、第二十二式冬至升嘶降嘿式、第二十四式大寒单腿地支式等。

此外，还可以配合练习峨眉十二庄的天字庄、云字庄、大字庄、小字庄，以及周天搬运法，峨眉脾脏小炼形、肝脏小炼形，火龙功等。

十一、失眠的节气导引处方

失眠，古代称之为不寐、目不瞑、不得眠、不得卧等，是以经常不能获得正常睡眠为主要特征的一种病症。睡眠是人类最基本、最重要的休养方式，若长期睡眠不足或不能进入高质量睡眠，对人体身、心两个方面都会造成严重的不良影响。故古人有"不觅仙方觅睡方"之说，更有诸多睡功、睡诀等流传于世。著名道教养生家陈抟，因"善睡"并传有"华山十二睡功图诀"，而被后世称为"睡仙"。

中医理论认为，"神安则寐，神不安则不寐"（《景岳全书·不寐》)，而神为心之所主，故不寐一证，皆与心有关，其中又可分虚证、实证以及虚实夹杂证。虚证多因心血亏虚、心失所养、神不守舍所致，治宜养血、养心、安神；实证则多为邪热、痰浊以及饮食不节、情志不调等扰动心神所致，治宜祛邪而安神。根据笔者的临床经验，现将失眠的常见证型概述如下：

1. 心血亏虚、神不守舍

心主血，血舍神，故曰"心主神"。若心血亏虚，则神无所养，必致神不守舍，故而失眠。症见：失眠，多梦，心悸，头晕眼花，手足发麻，面色淡白或萎黄，舌淡，脉细等。

2. 血虚肝燥、扰动心神

肝主藏血，五行属木，若肝血不足，则肝燥而易生风，风煽火动必致心神不宁而失眠。又五志之中，魂藏于肝，若肝血不足，则魂不安宁，故而失眠且多梦。症见：失眠，多梦，两目干涩，夜盲或视物模糊，头晕，耳鸣，手足肢体麻木，爪甲不荣，面色苍白或萎黄，形体消瘦，妇女可见月经量少而色淡，甚或闭经，口唇、舌质淡白，脉细或弦细。

3. 心肾不交、热扰心神

素体虚弱或久病之人，必然导致肾阴耗损，肾阴亏虚则不能上奉于心，心肾不交、水火不济必致心阳独亢；若心火内炽而不能下交于肾，亦必致心肾不交、水火不济而使心火亢盛。心火亢盛则必然神志躁动不安，故而失眠。症见：心烦，不寐，心悸不安，头晕，耳鸣，健忘，腰酸，梦遗，口干，舌红，脉细数。

4. 心脾两虚、神失所养

心主血，脾生血，若心、脾两脏功能异常，则必然导致血虚而不养心、神无所舍，故而失眠。长期过度思虑、劳倦则易伤脾，脾胃乃气血生化之源，脾伤则食少、纳呆而使气血生化不足，营血亏虚则神失所养，故而不寐。过度伤心，则耗伤心血，心血亏虚则神失所养，故而不寐。症见：失眠，多梦，易醒，心悸，健忘，头晕，目眩，肢倦，神疲，饮食无味，面色少华，舌淡，苔薄，脉细弱。

5. 肝胆气虚、神魂不定

五行之中，肝胆属木，心属火，木又生火，故知肝胆为心之母也。若肝胆气虚，则善惊、易恐而致心神不宁、神魂不定，故而失眠。症见：失眠，多梦，易惊醒，胆怯，心悸，善惊，易恐，气短，倦怠，小便清长，舌淡，脉弦细。

6. 肝胆郁热、火扰心神

五行之中，肝胆属木，木易生火，肝胆若郁久必然化火，火性炎上，必然上扰心神而致失眠。肝主疏泄而调畅情志，若情志不畅必致肝郁气滞而化火扰心，故而不寐。症见：失眠，性情急躁、易怒，目赤，口苦，小便黄赤，大便秘结，舌红苔黄，脉弦而数。

7. 宿食痰热、内扰心神

宿食停滞体内，久则生痰，积而化热，致上扰心神而不眠。症见：失眠，头重，目眩，痰多，胸闷，恶食，嗳气，吞酸，恶心，心烦，口苦，苔黄腻，脉滑数。

中医导引疗法，以调身为基础，调息为手段，调心为核心，通过长期的习练，可以有效改善身心状况，提高身心的自我控制能力，对于失眠具有良好的效果。

二十四节气导引法中，尤其推荐以下几式：第三式惊蛰握固炼气式、第四式春分排山推掌式、第六式谷雨托掌须弥式、第七式立夏足运太极式、第九式芒种掌托天门式、第十式夏至手足争力式、第十二式大暑踞地虎视式、第十三式立秋缩身拱背式、第十六式秋分掩耳侧倾式、第十八式霜降两手攀足式、第十九式立冬挽肘侧推式、第二十式小雪蛇行蛹动式、第二十一式大雪活步通臂式、第二十二式冬至升嘶降嘿式、第二十四式大寒单腿地支式等。

此外，还可以配合选练相应的峨眉脏腑小炼形、伸展功、龟息功、虎步功，六字诀，周天搬运法、归一清静法，峨眉哈气放松功等。

十二、嗜睡的节气导引处方

嗜睡，又称为嗜眠、不寤。顾名思义，是指患者不论白天、晚上时时欲睡，唤之能醒，醒后复睡。《灵枢·寒热病》说"阳气盛则瞋目，阴气盛则瞑目"，意思是说阳气有余则张目不睡而失眠，阴气有余则闭目嗜睡而不寤，这是因为阳主动、阴主静，故阳盛则不寐，阴盛则不寤。现将嗜睡在临床中常见的证型概述如下：

1. 湿盛

痰湿阻滞中焦或蒙蔽清窍，则神失所养，故而嗜睡。此证多发于雨湿之季或多见于体质肥胖之人，症见：胸闷，纳少，身重，嗜卧，苔白腻，脉濡缓等。

2. 脾虚

脾胃为气血生化之源，主升清，若脾气不足、功能减弱，必致心、脑的气血供应不足，则见嗜睡不寤。症见：食欲不振，食入即饱，食后即睡，口不知味，神疲，倦怠，大便溏薄，面色萎黄不华，舌淡，苔薄白，脉弱无力等。

3. 阳气虚弱

《灵枢·寒热病》说"阳气盛则瞋目，阴气盛则瞑目"。嗜睡一证，总属阳气虚弱而不足，故多见于久病之人或年老体弱者。症见：神疲，食少，少气懒言，动则汗出，畏寒，肢冷，脉弱等。

导引疗法对于扶阳益气、健脾除湿具有良好的效果，并有简便易行、无毒副作用的特点，对嗜睡有极佳的效果。

在二十四节气导引法中推荐如下几式：第一式立春叠掌按髀式、第三式惊蛰握固炼气式、第五式清明开弓射箭式、第六式谷雨托掌须弥式、第八式小满单臂托举式、第九式芒种掌托天门式、第十式夏至手足争力式、第十一式小暑翘足舒筋式、第十二式大暑踞地虎视式、第十三式立秋缩身拱背式、第十八式霜降两手攀足式、第二十一式大雪活步通臂式、第二十二式冬至升嘶降嘿式、第二十四式大寒单腿地支式等。

此外，还可配合选练峨眉十二庄之天字庄、云字庄、大字庄，峨眉脾脏小炼形、肾脏小炼形，周天搬运法、叫化功等。

十三、神经衰弱的节气导引处方

神经衰弱，属于心理、精神方面的病症，往往因处于长期的压力和紧张状态，或因重大生活变故所致，常表现为精神亢奋、烦躁，但活力下降、心理状态起伏、生理功能紊乱。可以出现诸多症状，如头痛、头晕、耳鸣、记忆力减退，白天精神萎靡、肢倦乏力、嗜睡，夜间则精神兴奋、失眠多梦，情绪容易波动，忧郁、烦躁、心悸、手足不温、胃脘痞闷、不思饮食等等；男性可伴有阳痿、遗精、早泄等，女性则可能出现月经紊乱或其他妇科病症。

根据中医理论，神经衰弱主要分为虚证、实证两大类，而临床上又以虚证更为多见。虚证以心脾两虚、心肾不交、肝肾不足、气血两虚等证较为常见，实证则常见肝胆火旺、痰火壅盛、脾胃不和等。

在临床中，除了医药、饮食等治疗方法外，导引疗法具有简便易行、无副作用、见效迅速、疗效巩固、身心并治等特点。患者若能在医师的指导下坚持进行导引疗法的自我习练，必将收到事半功倍的效果。据师传及多年临床经验，可大致分类如下：

1. 阳虚、气虚

以扶阳益气为主，练功以六成动功、四成静功为宜，也可配合练习周天搬运法。

2. 阴虚、血虚

以滋阴养血为主，练功以三成动功、七成静功为宜，也可配合练习归一清静法。

3. 五脏虚弱

脏腑辨证明确后，可以加练相应的脏腑小炼形，如心脏小炼形、脾脏小炼形、肾脏小炼形等。

4. 肝肾不足、下元虚损

除了练习肝脏、肾脏小炼形之外，还可以配合练习峨眉虎步功。

5. 年轻人、喜动者

以动功为主、静功为辅。

6. 年老者、喜静者

以静功为主、动功为辅。

在二十四节气导引法中，患者可以根据需要选练以下几式：第三式惊蛰握固炼气式、第四式春分排山推掌式、第五式清明开弓射箭式、第六式谷雨托掌须弥式、第九式芒种掌托天门式、第十式夏至手足争力式、第十一式小暑翘足舒筋式、第十二式大暑踞地虎视式、第十三式立秋缩身拱背式、第十六式秋分掩耳侧倾式、第十八式霜降两手攀足式、第二十一式大雪活步通臂式、第二十二式冬至升嘶降嘿式、第二十四式大寒单腿地支式等。

十四、高血压的节气导引处方

高血压，现代医学病名，是指成年人持续收缩压 ≥ 140mmHg 及（或）舒张压 ≥ 90mmHg。高血压是现代最常见的慢性病之一，部分患者为原发性，部分患者继发于其他疾病。很多患者伴有心、脑、肾等器官的病变，是中风、冠心病、心力衰竭等的一大致病因素，而现时多将高血压视为一种综合征。造成高血压的病理原因极其复杂，不可一概而论，目前虽有各种降压药，但尚无有效根治的方法，患者往往需要长期甚至是终生服药。传统中医学中，虽无高血压之说，但重视对症治疗、辨证论治，高血压患者临床常见症状有头晕、目眩、头痛、头胀、头重等，所以大多被归入中医眩晕、头痛等症的范畴。

中医理论认为，高血压虽可分为虚证、实证、虚实夹杂证等，但其病机主要是由于气脉上冲或气脉上盛下虚所造成，所以总的治疗原则是导引气脉下行，恢复机体的气脉平衡。而造成气脉上盛的原因，与肝、心、脾、肺、肾五脏都可能有关系，故在临床治疗中，需辨证清晰、对证处方。在发作期宜以医药治疗为主，在疾病得到有效控制后或恢复期，则应以导引、饮食疗法为主，才有望达到标本兼治、事半功倍的疗效。根据笔者多年的临床经验，现将高血压常见的几种证型概述如下：

1. 阳亢型

症见血压升高，头部胀痛，面红目赤，头晕甚至伴有耳鸣、恶心、呕吐，急躁易怒，胸胁胀满，口舌生疮，口干、口苦、口渴欲饮，大便干燥，小便短赤等。病机主要是肝气上逆、肝阳上亢，或者心火上炎、心阳上亢等。

2. 阴虚阳亢型

症见血压升高，头痛，眩晕，视物模糊，情绪易波动，失眠多梦，腰膝酸软，口干等。病机主要是肝阴亏虚，或者心阴亏虚、肾阴亏虚等。

3. 阴阳两虚型

症见血压升高，头晕，面色㿠白，畏寒肢冷，下肢酸软无力，夜尿频数，阳痿滑精等。病机主要是肾阴、肾阳亏虚。

4. 痰湿阻滞型

症见血压升高且服降压药效果不明显，检查多有血管硬化、血脂高，常见头昏脑胀，胸闷，脘痞，全身困乏，肩背甚至全身沉重如裹，四肢憋胀、麻木，皮肤发痒，下肢出湿疹等。病机主要是痰湿阻滞中州，或者痰湿客于经络、血分有湿阻滞等。

一般来说，高血压常常受到情绪波动、气候变化等内外环境因素的影响，而导引，尤其是二十四节气导引法，内可以调整身心、稳定情绪，外可以按时行功、抵御外邪入侵，具有稳定而良好的疗效。

二十四节气导引法中，尤其推荐以下几式：第三式惊蛰握固炼气式、第七式立夏足运太极式、第十二式大暑踞地虎视式、第十三式立秋缩身拱背式、第十六式秋分掩耳侧倾式、第十七式寒露托掌观天式、第十八式霜降两手攀足式、第二十二式冬至升嘶降嘿式、第二十四式大寒单腿地支式等。

此外，还应配合练习峨眉哈气放松功、虎步功，六字诀，归一清静法，以及选练相应的峨眉脏腑小炼形，亦可以辨证选练意守足大趾三毛穴、脚心涌泉穴、肚脐神阙穴、腰间命门穴、掌心劳宫穴等。

十五、低血压的节气导引处方

低血压，是指成年人持续收缩压 < 90mmHg 及（或）舒张压

＜ 50mmHg，有些患者无自觉症状，有些患者出现头晕、心悸、冷汗、面色苍白、感觉虚弱，有些患者则在体位变换时，或饥饿、劳累的情况下出现症状。根据低血压患者的临床表现来看，大多属于中医学中气虚、阳虚的证候。

中医理论认为，人体内血液的运行是依靠气来温煦和推动的，故曰气为"血之帅""血得气乃行""气行则血行"。若气虚不足或者气滞，则血液运行缓慢无力，甚至造成血滞。所以，中医治疗低血压病，主要是运用扶阳、补气、促进气血循环的方法。

二十四节气导引法中，可以选练以下几式：第一式立春叠掌按髀式、第二式雨水昂头望月式、第三式惊蛰握固炼气式、第五式清明开弓射箭式、第八式小满单臂托举式、第九式芒种掌托天门式、第十式夏至手足争力式、第十一式小暑翘足舒筋式、第十三式立秋缩身拱背式、第十四式处暑反捶背脊式、第十五式白露正身旋脊式、第十八式霜降两手攀足式、第二十一式大雪活步通臂式、第二十二式冬至升嘶降嘿式、第二十四式大寒单腿地支式。

此外，还可配合练习峨眉天字庄、周天搬运法、火龙功、心脏小炼形、脾脏小炼形，以及意守神阙穴、命门穴等。

十六、糖尿病的节气导引处方

糖尿病，现代医学病名，是一种常见的代谢性疾病，以高血糖为主要标志。其基本生理病理改变为胰岛素分泌不足或相对不足，从而引起体内糖、脂肪、蛋白质，以及水、电解质等代谢紊乱。临床常表现为多饮烦渴、多尿、多食、消瘦或肥胖，疲倦乏力、精神不振等，实验室检查血糖高于正常值及尿糖阳性。久病者容易出现多系统的并发症，如心脑血管病变、糖尿病肾病、眼部病变及神经病变等。

从中医学的角度来看，糖尿病属于"消渴症"的范畴。其病因多为过食肥甘、饮食不节，情志失调、劳欲过度，以致内热伤阴、阴虚火旺及水谷运化失常，迁延日久，阴损及阳而致阴阳两虚。在临床上，根据其主要证候的不同，又分为上消、中消、下消三类。

1. 上消

以烦渴、多饮、消渴无度为主症，多为肺热津伤所致，治宜清热润肺、养阴生津。

2. 中消

以多食易饥、形体消瘦、全身困乏为主症，多为胃热炽盛、脾虚津亏所致，治宜清胃泻火、健脾养阴。

3. 下消

以尿频、尿多、尿如脂膏、全身困怠无力、失眠、多梦为主症，多为肾阴亏损、阴虚火旺及阴阳两虚所致，治宜固肾养阴。

消渴一证，虽有上消、中消、下消之分，但临床上三消常常合并出现而各有侧重；虽有燥热与阴虚之别，但须知二者常互为因果，阴愈虚而热愈盛，热愈盛而阴愈虚，故需辨证清晰。总而言之，本证不外阴虚、阳亢、津枯、热淫几点。

目前，临床上以服降糖药为主，久病重病者注射胰岛素，往往需要患者长期甚至终生用药，严重影响了患者的生活质量，若能配合中医中药、饮食疗法及导引疗法，不仅可以起到辅助治疗的作用，更可以有效改善症状，延缓疾病的发展及并发症的发生。

二十四节气导引法中，可以根据具体情况从以下各式中选择习练：第二式雨水昂头望月式、第三式惊蛰握固炼气式、第六式谷雨托掌须弥式、第七式立夏足运太极式、第九式芒种掌托天门式、第十式夏至手足争力式、第十二式大暑踞地虎视式、第十三式立秋缩身拱背式、第十七式寒露托掌观天式、第十八式霜降两手攀足式、第二十一式大雪活步通臂式、第二十二式冬至升嘶降嘿式等。

此外，还可根据需要配合练习峨眉虎步功、归一清静法，六字诀，峨眉肺脏小炼形、脾脏小炼形、肾脏小炼形以及峨眉内功导引按跷术中的赤龙搅海、叩齿、吞津等有"玉液还丹"作用的功法。

二十四节气导引法十年大事记

年度	月份	主要事件
2010	1 月	张明亮在师传及多年练功实践的基础上，与姬文君等初步完成"二十四节气导引法"功法挖掘整理及规范化、标准化研究
	2 月	白呼格吉乐图完成"二十四节气导引法"古图彩色版的重新绘制
	7 月	峨眉养生日本研修团来华学习，在西岳华山，张明亮首次给日本学员讲授了"二十四节气导引法"
	10 月	张明亮应邀赴法国讲学，开始为法国学生讲授"二十四节气导引法"
2011	1 月	张明亮专程赴广东珠海录制"二十四节气导引法"演示及教学视频
	6 月	张明亮著《气脉内景导引术峨眉珍藏系列——青城派二十四节气导引术》（内部教材）分春、夏、秋、冬四册彩色印刷，并在国内外开始推广
	9 月	峨眉养生瑞士研修团来华学习，在江西景德镇、龙虎山等地，张明亮为瑞士学员讲授了"二十四节气导引法"
	12 月	在"2012 年度汉字发布会"上，张明亮偕李云宁、皮特（希腊）、苑中娟、代金刚等，首次向国内外爱好者隆重推荐了"二十四节气导引法"，并在现场演示了部分节气导引法
	12 月	皮特（帕纳吉奥提斯·康塔克萨基斯）是 20 世纪 80 年代希腊撑杆跳高国家纪录保持者，他从 2011 年开始在希腊讲授"二十四节气导引法"

年度	月份	主要事件
2012	1月	《中国商界》杂志专访张明亮并做《2012：二十四节气养生术——应天地之运、顺四时之气 做天人合一的智者》《二十四节气与养生》专题报道
	2月	2012年首期春季养生研修班在北京举办
	6月	法国《CHINEPLUS》杂志对张明亮进行专访，并分四期连续介绍了春、夏、秋、冬四季养生与"二十四节气导引法"
	8月	张明亮、代金刚在《家庭中医药》杂志发表了《处暑时节话养生》，专文介绍了"二十四节气导引法"
	10月	《中国保健营养》杂志刊发《二十四节气养生图谱》《静下来感受四季》等，对"二十四节气导引法"进行了大幅介绍
2013	1月	代金刚在中国中医科学院与中央电视台《健康之路》共同主办的"二十四节气养生"系列节目中，系统介绍了"二十四节气导引法"，节气当天播出一集，共24集
	3月	与《生命时报》及《大众医学》等媒体开展合作，连续为读者介绍"二十四节气导引法"
2014	4月	张明亮编著的《二十四节气导引养生法——中医的时间智慧》一书由人民卫生出版社出版
	6月	张明亮赴法国、瑞士等地开设中医导引三年制培训班，开始"二十四节气导引法"的系统教学及师资培训
	8月	代金刚参与中央电视台中文国际频道"四季中国"宣传片拍摄，并在片中演示了"二十四节气导引法"。该宣传片在CCTV-4亚洲、欧洲、美洲频道播出
	9月	由代金刚主讲的"二十四节气导引法"成为北京市中医管理局西学中高级研修班的学习内容
2015	1月	《北京晨报》对"二十四节气导引法"进行连载
	2月	代金刚因推广"二十四节气导引法"，荣获由《健康时报》、北京大学、清华大学、复旦大学联合评选的"健康中国年度风尚人物"
	4月	《中国中医药报》对"二十四节气导引法"进行连载
	9月	"二十四节气导引法"作为中国中医科学院研究生班的学习内容
	12月	《二十四节气导引养生法——中医的时间智慧》一书入选国家新闻出版广电总局"首届向全国推荐中华优秀传统文化普及图书"

年度	月份	主要事件
2016	1 月	北京黄亭中医药研究院、峨眉山市峨眉内功导引按蹻术传承中心联合举办"首届峨眉内功导引按蹻术三年制学术传承班",由张明亮主讲峨眉导引养生、少林达摩易筋经十二势及二十四节气导引术等
	2 月	代金刚在北京东城区第一图书馆开始每月一期题为"中医导引养生"的系列讲座,其中包括"二十四节气导引法"的相关内容
	4 月	张明亮应日本峨眉养生文化研修院的邀请,在日本举办"二十四节气导引法"专项师资研修班,为期三年
	12 月	"二十四节气导引法"入选中国中医科学院研究生特色教材《中医导引养生学》,由人民卫生出版社出版
2017	1 月	代金刚应邀在太湖世界文化论坛岐黄国医外国政要体验中心,为多国政要表演二十四节气导引养生法
	1 月	代金刚在中央电视台《健康之路》主讲"顺时养出健康来"系列节目,介绍"二十四节气导引法"及相关的养生理论与方法,反响热烈
	6 月	张明亮编著《二十四节气导引养生法——中医的时间智慧》(彩图视频版)一书由人民卫生出版社出版
	7 月	首届峨眉国际养生大会暨峨眉内功导引按蹻术交流会在峨眉山举行,来自中国、日本、法国、意大利、保加利亚、马其顿等国的学员在会上表演了二十四节气导引法、易筋经、峨眉导引法等
	7 月	代金刚参加国务院侨务办公室组织的亲情中华代表团,到蒙古、日本推广和讲解二十四节气导引法
	9 月	李云宁在香港《中医生活》杂志连载二十四节气导引法

年度	月份	主要事件
2018	4 月	田文彬完成"二十四节气导引法"Q 版漫画插图的绘制
	5 月	代金刚在中央电视台《健康之路》主讲"练通气血不生病",推广节气导引养生法,科教频道专门制作微站,对节目进行广泛宣传
	5 月	张明亮任副主编、代金刚参编的《二十四节气巧养生》一书由西安交通大学出版社出版
	7 月	张明亮应日本峨眉养生文化研修院的邀请,对从 2016 年开始参加师资培训班的学员举办了"二十四节气导引法"专项师资研修提高班
	9 月	张明亮著《图说二十四节气导引养生法》一书由人民卫生出版社出版
	12 月	张明亮应日本峨眉养生文化研修院的邀请,对近几年连续参加系列培训的学员,进行了"二十四节气导引法"普及协力指导员的资格培训,又经严格的认证考核,最终有 25 名学员获得了首批资格认证
2019	1 月	李云宁在香港举办"二十四节气导引法"课程,每月进行一次,为期一年
	3 月	张明亮·中医导引三年制专修班(20 人)开课,学制三年,每年开班 4 次,每次 5 天。"二十四节气导引法"为重要的学修内容
	6 月	代金刚应文化和旅游部公派到新西兰讲解二十四节气导引养生法
	8 月	张明亮应瑞士道教协会及养生文化中心邀请,赴瑞士讲授"二十四节气导引法"及峨眉导引养生术
2020	2 月	从立春节气起,开始在北京黄亭中医药研究院微信公众号上连载张明亮近年来"二十四节气导引法"的演示及讲解视频,配合"新冠肺炎"疫情期间"居家养生与锻炼"的需要
	4 月	张明亮编著《二十四节气导引祛病图诀》正式签订出版合同,于年内由中医古籍出版社出版
	11 月	"中医二十四节气导引养生法"入选北京市第五批市级非物质文化遗产代表性项目名录推荐项目
	12 月	"中医养生——二十四节气导引养生法"入选第五批国家级非物质文化遗产代表性项目名录推荐项目

后 记

2017年清明节前后，我们开始协助张明亮老师整理《二十四节气导引祛病图诀》，深深地感受到二十四节气养生法是一套广博而深奥的体系。整理的过程不仅是对我们多年习练二十四节气导引法的体会进行沉淀，也是对我们在临床中应用导引养生法的经验进行理论提升。

《素问·上古天真论》云："上古之人，其知道者，法于阴阳，和于术数。食饮有节，起居有常，不妄作劳，故能形与神俱，而尽终其天年，度百岁乃去。""天人合一"是中医学的重要理论基石，"法于阴阳，和于术数"是古人达到"天人合一"的实践方法和技术手段。二十四节气导引是一种典型的人身小宇宙与天地大宇宙同参共修的方法，其根据节气的变化与人体气血运行的规律，在特定的时辰、方位采用导引、吐纳、存想、按跷进行专门锻炼，再结合学修要领、辅行法诀等即成为二十四节气养生祛病体系。这套体系包括饮食、起居、劳作、锻炼等方面，正体现了《素问·上古天真论》中"饮食有节，起居有常，不妄作劳"的原则。

传统中医认为"精气神"是构成人体的三大基础，紧密相关，缺一不可。导引中的肢体活动、呼吸吐纳、存思观想正是对人体精气神三个方面同时进行锻炼，是对人体生命状态的整体训练和调整，并借此去激发、加强人体的自我平衡和自我疗愈能力来防治疾病。在古籍记载中，每个二十四节气导引动作都结合了五运六气、经络等理论，体现了人与自然相应的理念，也加强了导引法对人体的作用。因此，二十四节气导引法不仅是养生保健的妙法，更是对症治病的良方，正如医圣张仲景在《金匮要略》中所说"若人能养慎，不令邪风干忤经络，适中经络，未流传腑脏，即医治之，四肢才觉重滞，即导引、吐纳、针灸、膏摩"。

有缘研读修习二十四节气导引法的我们无疑是幸运的，但也肩负了更多广泛传播的责任。这些年来，我们通过多种方式教习、推广二十四节气导引法，在修学、传播的过程中，于人于己都有很大的收获，也更希望这套方法可以裨益越来越多的人。本书即将付梓之时，正值全民抗疫之际，随着中医药积极投入抗疫一线，传统的导引术也在患者的治疗康复中发挥了效用。愿有更多人能借此书认识"导引"这个隐曜已久的宝库，让其重新散发出应有的作用和光华。

斗转星移，世事变迁，文字古籍历经千载，口传心授代代相续。每感于历代祖师不畏艰险，学道阴阳，体证幽微之坚勇；又感于恩师探赜索隐，极深研几，传道中西之愿行，我们内心总是充满无限能量。

修习之路唯脚踏实地，点滴积累，导引亦如是。愿与大家共勉。

王颖辉　李云宁

代金刚　陈惠娟

2020 年 3 月 20 日

参考文献

［1］张明亮.二十四节气导引养生法——中医的时间智慧.北京：人民卫生出版社，
　　 2014

［2］张明亮.唤醒你的身体——中医形体导引术.北京：学苑出版社，2014.

［3］郭庆藩.新编诸子集成：庄子集释（全四册）.北京：中华书局，1985.

［4］铁峰居士.保生心鉴摄生要义.北京：中医古籍出版社，1994.

［5］高濂.遵生八笺.重庆：重庆大学出版社，1994.

［6］曹无极.万育仙书.北京：中医古籍出版社，1986.

［7］罗洪先.万寿仙书.兰州：兰州古旧书店，1988.

［8］张继禹.中华道藏（第19册·太初元气接要保生之论）.北京：华夏出版社，
　　 2004：213.

［9］王晞星，李源增.医苑英华——山西省中医药研究院、山西省中医院名医名家学
　　 术经验集成：上.北京：中国中医药出版社，2007.

［10］王晞星，李源增.医苑英华——山西省中医药研究院、山西省中医院名医名家学
　　 术经验集成：下.北京：中国中医药出版社，2007.

［11］孙思邈.千金方.北京：中国中医药出版社，1998：659.

［12］林家骊.楚辞.北京：中华书局，2009：164.

［13］王圻、王思义.三才图会：中册.上海：上海古籍出版社，1985.

［14］俞正燮.癸巳存稿（四）.北京：商务印书馆，1937.

［15］班固.汉书.北京：中华书局，1999：1718.

［16］高士宗.黄帝内经素问名家评注选刊：黄帝内经素问直解.北京：学苑出版社，
　　 2001：3.

［17］李鼎.经络学.上海：上海科学技术出版社，1984.

［18］张伯臾.中医内科学.上海：上海科学技术出版社，1985.

［19］孔安国.十三经注疏：尚书正义.北京：北京大学出版社，1999：527–528.

［20］南京中医学院.诸病源候论校释：上.北京：人民卫生出版社，2009.

［21］南京中医学院.诸病源候论校释：下.北京：人民卫生出版社，2009.

［22］李中梓.诊家正眼.北京：中医古籍出版社，1999：28.

［23］沈金鳌.杂病源流犀烛.北京：中国中医药出版社，1994：82，407.

［24］张继禹.中华道藏（第16册·易林）.北京：华夏出版社，2004：360.

［25］中华书局编辑部.全唐诗·增订本（第六册·卷三八四）.北京：中华书局，
　　 1999：4336.

［26］脱脱．宋史（第 27 册）．北京：中华书局，1977：9500.

［27］张继禹．中华道藏（第 29 册·云笈七笺）．北京：华夏出版社，2004：462.

［28］赵佶敕．圣济总录：下．北京：人民卫生出版社，2013.

［29］罗国纲．罗氏会约医镜．北京：中国中医药出版社，2015.

［30］楼英．医学纲目．北京：中国中医药出版社，1996：263，469.

［31］黄晖．新编诸子集成：论衡校译（四）．北京：中华书局，1990：1053.

［32］李时珍．本草纲目（校点本第一册）．北京：人民卫生出版社，1975：242，289.

［33］饶尚宽．老子．北京：中华书局，2006：184.

［34］刘安．淮南子．哈尔滨：北方文艺出版社，2013.

［35］张双棣，张万彬，殷国光，等．吕氏春秋．北京：中华书局，2007：184.

［36］孙升．孙公谈圃．北京：中华书局，1991：15.

［37］吴承恩．西游记：下．北京：人民文学出版社，2016：781-791.

［38］左丘明．春秋左传正义．北京：北京大学出版社，1999.

［39］范晔．后汉书．北京：中华书局，1999：1036.

［40］班固．汉书．北京：中华书局，1999：2978.

［41］吴仪洛．成方切用．北京：人民卫生出版社，2007：32.

［42］刘完素．中藏经译注·素问玄机原病式．北京：中国人民大学出版社，2010.

［43］管仲．管子．哈尔滨：北方文艺出版社，2013.

［44］吴谦．医宗金鉴．沈阳：辽宁科学技术出版社，1997：206-209，743-746.

［45］张继禹．中华道藏（第 23 册·黄庭内景五脏六腑补泻图）．北京：华夏出版社，
2004：117.

［46］孔凡礼．苏轼文集（第一册）．北京：中华书局，1986：264.

［47］张继禹．中华道藏（第 45 册·神仙传）．北京：华夏出版社，2004：19.

［48］朱震亨．丹溪心法．北京：人民卫生出版社，2017.

［49］张璐．张氏医通．北京：中国中医药出版社，1995：41.

［50］郑玄．礼记正义：上．北京：北京大学出版社，1999：523.

［51］张仲景．金匮要略．北京：人民卫生出版社，2017：46，50.

［52］刘尚慈．春秋公羊传译注：上．北京：中华书局，2010：383.

［53］董宿．奇效良方．北京：中国中医药出版社，1995：371.

［54］雷丰．时病论．北京：人民卫生出版社，1964：33.

［55］王焘．外台秘要方．北京：华夏出版社，1993：517.

［56］陈言．三因极一病证方论．北京：人民卫生出版社，1957：166.

［57］刘珍．东观汉记：上．北京：中华书局，2008：12.

［58］孙希旦．礼记集解：中．北京：中华书局，1989：734.

［59］沈括．梦溪笔谈全译．贵阳：贵州人民出版社，1998：1065.

［60］赵逵夫．历代赋评注·汉代卷．成都：巴蜀书社，2010.

［61］复旦大学上海医学院《实用内科学》编委会．实用内科学．14 版：上．北京：人

民卫生出版社，2013.

[62] 复旦大学上海医学院《实用内科学》编委会 . 实用内科学 .14 版：下 . 北京：人民卫生出版社，2013.

[63] 代金刚 . 中医导引养生学 . 北京：人民卫生出版社，2016：89.

[64] 张介宾 . 北京：人民卫生出版社，1991：403.